산후 골반&체형교정
다이어트

출산 후 부종, 하체비만, 틀어진 골반, 비뚤어진 체형 바로잡는

산후 골반 & 체형 교정 다이어트

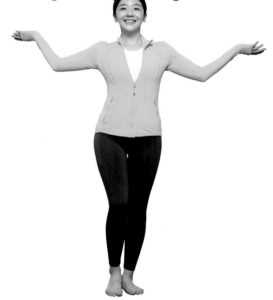

황상보 지음

청림Life

출산 후,
소중한 골반을
지키세요

지금까지 18년간 출산 후 탄력을 잃고 처진 엉덩이, 군살 많은 허벅지, 다리 부종과 하체비만 콤플렉스로 고민하는 분들을 수없이 만나왔습니다. 출산 후 여성들의 건강과 몸매에 대한 고민은 대부분 비슷합니다.

"아기를 낳기 전에 입던 옷을 전부 못 입게 되었어요. 몸매가 너무 망가졌어요. 우울해 죽겠어요."
"다이어트를 했는데도 왜 상체만 살이 빠지고, 하체는 그대로일까요?"
"고관절이 툭 튀어나와 미니스커트를 입으면 볼품이 없어요."
"엉덩이가 볼륨 없이 축 처졌어요."
"다리가 항상 퉁퉁 부어요."
"온몸이 욱신욱신 쑤셔요."
"무릎 관절이 안 좋아요."
"발목이 시큰시큰 아파요."

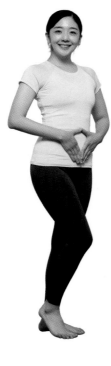

이 모든 고민의 중심에는 출산 후 벌어지고 비뚤어진 골반 불균형 증상이 있습니다. 제가 15년 동안 출산 후 하체비만으로 고민하는 수많은 여성분들을 만나오면서 직접 체득한 근본적인 해결의 핵심은 바로 비뚤어진 골반을 교정하는 일입니다.

균형 잡힌 골반이란

균형 잡힌 골반 = 탄탄한 엉덩이, 군살 없고, 부기 없는 하체 라인

왜 골반을 교정하면 늘어진 허벅지와 하체비만이 개선될까요?
왜 골반이 균형잡히면 처진 엉덩이가 볼륨 있어질까요?
왜 골반을 교정하면 다리 부종이 개선될까요?
왜 골반을 교정하면 허리 통증이 완화될까요?

매끈한 엉덩이와 허벅지를 지닌 여성은 어김없이 벌어지지 않은
좌우 대칭 골반 구조의 소유자입니다. 균형 잡힌 골반의 구조는 좌
우 골반에 연결된 엉덩이–허벅지–복부 근육의 밸런스가 제대로
잡혀 있습니다. 이러한 근육 밸런스 상태에서 근육의 탄성이
훨씬 탄력적으로 유지되기 때문입니다. 반대로 하체 근육
의 기초가 되는 골반이 벌어지고 비틀어지면 엉덩이와
허벅지 근육은 자연스레 뭉개지고 탄력을 잃게 되는 것이
지요.

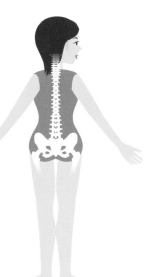

골반이 균형잡혔다는 것은 동시에 막히지 않은 신체의 흐름을 의
미합니다. 오래 앉아 있으면 골반이 틀어지고 엉덩이와 허벅지가
뭉개지고 손발이 차갑고 하체가 붓게 되는 이유는 신체의 흐름이
막혀 있기 때문입니다.

살을 빼기 위해 러닝머신에서 뛴다?
체형교정 의학이 발달한 미국, 유럽 등 해외에서의 하체 다이어트 접근 방법과 우리
나라에서 다이어트에 접근하는 방식은 시작부터 참 많이 다릅니다.
우리나라에서는 하체비만 하면 최근 유행하는 원푸드다이어트, 1일1식사 같이 단순

히 굶거나 소식하는 것, 특히 하체 살을 빼려고 무작정 러닝머신에서 뛰면서 땀을 빼는 등의 유산소 운동을 주로 떠올립니다.

체형교정의학이 발달한 미국, 유럽, 호주의 경우 출산 후 틀어진 골반과 휘어진 척추, 구부정한 자세(척추만곡 체형) 등 자신의 체형에 맞는 맞춤 체형교정 다이어트 운동처방 프로그램이 대중화되어 있습니다. 따라서 골격을 원래 자리로 돌려놓고 그러한 골격을 제대로 맞추기 위한 운동처방 말입니다. 골반이 틀어져 좌우 다리 길이가 다른 하체비만 여성분들의 경우 출산 후에 러닝머신에서 달리면 달릴수록 무릎과 허리 통증이 더 악화될 뿐입니다.

근본적인 원인을 해결해야 한다

모든 문제가 성공적으로 해결되려면 먼저 원인을 파악하고, 그 원인을 해결하는 것이 근본적으로 이루어져야 합니다. 근본적인 원인을 해결하지 않고, 심지어 원인이 무엇인지를 이해하지 않고 무작정 일시적으로만 해결하려 하면 임시방편이 될 수밖에 없습니다. 결국 문제는 다시 발생하게 되는 것이지요.

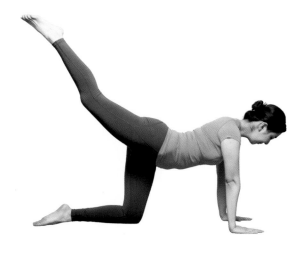

하체비만도 마찬가지라 생각합니다. 근본적인 원인인 출산 후 과도하게 벌어지고 비뚤어진, 그래서 근육의 탄력을 저해하고 하체 순환을 막히게 만드는, 골반 불균형의 원인을 먼저 이해해야 합니다. 이후 그 원인을 고쳐야 맵시 있는 엉덩이 하체 라인을 만들고, 이를 유지할 수 있습니다.

이 책은 미국·유럽·호주 등의 해외 체형교정의학을 바탕으로 한 골반 교정, 맞춤 체형 교정 다이어트 운동 원리를 담고 있습니다. 출산 후 시기별, 부위별, 여성들의 체형 회복상태에 맞춰 천천히 따라할 수 있도록 구성했습니다. 각자 비뚤어진 골반과 흐트러진 하체 근력에 맞게 차근히 실행하다 보면 효과적인 결과를 얻게 될 것입니다. 단, 운동 직후 다소 통증이 느껴지거나 운동동작에 무리가 있다면 즉시 중지해야 합니다. 이런 경우에는 담당 전문의와 상의해서 적절한 출산 후 운동에 대한 상담을 받기 바랍니다.
이 책을 읽는 모든 독자들이 출산 후 골반 & 체형 교정 다이어트 운동을 통해 균형잡힌 골반 교정 효과와 동시에 군살 없는 하체 라인을 얻기를 희망합니다. 항상 행복하세요.

황상보

CONTENTS

PART 02

골반 교정
운동

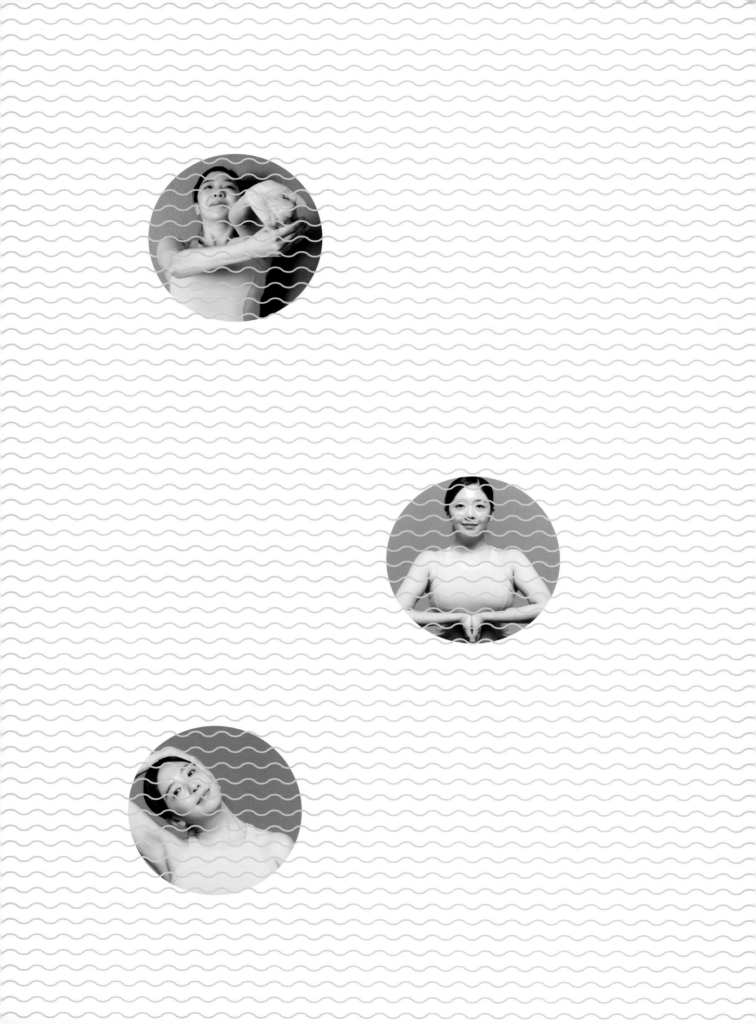

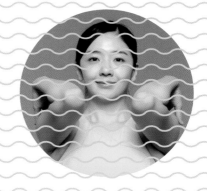

PART 01

출산후
골반에 대한
모든것

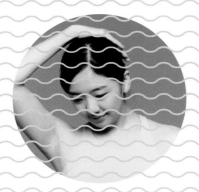

출산후 골반 교정의 8가지 효과

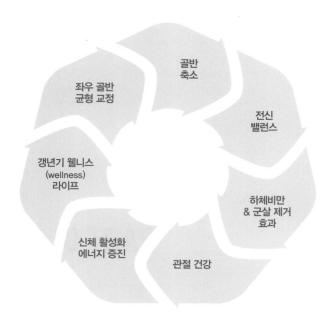

골반
축소

좌우 골반
균형 교정

전신
밸런스

갱년기 웰니스
(wellness)
라이프

하체비만
& 군살 제거
효과

신체 활성화
에너지 증진

관절 건강

첫째, 몸의 균형을 잡아주는 골반 교정 운동

출산 후 골반은 좌우로 틀어지면서 점점 벌어진다. 이때 골반을 탄탄하게 감싸줘야 할 골반 주변의 인대와 근육 또한 과도하게 늘어나면서 골반을 지탱하는 근육의 힘이 약해진다. 출산 후의 골반 교정 운동은 이완된 복근과 뒤틀어져 늘어난 골반근육의 좌우 밸런스를 잡아줌으로써 몸 전체의 균형을 골고루 교정해준다.

둘째, 벌어진 골반의 축소 효과

출산 시 골반은 태아의 머리가 충분히 빠져 나올 수 있도록 과도하게 벌어진다. 출산 후의 골반 교정 운동은 출산 시 벌어진 골반을 원위치로 되돌려 탄탄하게 조여준다. 골반이 탄탄하게 조여지면 탄력을 잃은 엉덩이 또한 업되는 효과가 있다. 힘없이 축 늘어진 고무줄처럼 약해진 골반구조를 탄력 있게 만들어주는 것이 출산 후 골반 교정 운동의 실질적인 목표다.

셋째, 군살 제거와 하체비만 다이어트

출산을 한 많은 여성들의 고민 중 하나가 좀체 빠지지 않는 하체비만이다. 하체비만의 가장 큰 원인은 좌우 골반의 틀어짐이다. 하체 살을 빼고자 무작정 식이요법 다이어트를 하거나 러닝머신에서 뛰기만 하는 사람들이 많은데 이는 효과적인 방법이 아니다. 특히 골반이 틀어져 좌우 다리 길이가 살짝 다른 하체비만의 경우 러닝머신에서 달리면 달릴수록 허리가 아프고 한쪽 무릎이 더 나빠질 수 있다.

우리 몸은 시계 톱니바퀴처럼 각각의 부속품들이 유기적으로 연결되어 있기 때문에 한 부분에 문제가 생기면 결국 온몸에 영향을 미친다. 즉, 골반 불균형으로 인한 하체비만은 전신의 체형 관절에 영향을 준다. 비뚤어진 골반의 좌우 균형을 바로잡아주면 막힌 신체의 구조가 정돈되면서 지방과 노폐물의 흐름이 원활해지고 이로써 가장 궁극의 하체 다이어트 효과를 볼 수 있다.

넷째, 전신 밸런스

출산 후의 골반 교정 운동은 뻐딱하거나 움츠러든 자세를 곧게 교정시켜줄 뿐 아니라 어깨의 높낮이 그리고 비뚤어진 골반의 좌우 높낮이와 다리 길이 교정 등 전신의 좌우 밸런스를 잡아준다.

다섯째, 골반 내 장기 압박 감소

골반의 균형이 잡히면 비로소 골반이 제 기능을 하게 된다. 출산 후 과하게 늘어나고 뒤틀려져 벌어진 골반 저면근(골반 하단근육, Pelvis Floor Muscles)은 스스로 힘을 주고 조절하는 기능이 약화된다. 출산한 많은 여성들이 요실금, 생리불순, 소화불량으로 고생하는 이유다. 골반 교정 운동은 특히 요실금, 생리불순 완화에 효과적이고 소화력을 증진시키는 데도 큰 도움을 준다.

여섯째, 활성화와 에너지 증진

골반 교정 운동은 몸의 피로를 푸는 데 효과적이다. "골반 교정 운동을 한 후부터 몸이 전보다 훨씬 가벼워진 것 같고 확실히 덜 피곤해요." 골반 교정 운동 후기 중 가장 많이 듣는 말이다. 출산 후 많은 여성들이 무기력하고 항상 피곤한 데에는 복합적인 이유가 있겠지만, 대표적인 원인 중 하나가 바로 틀어진 골반 때문이다. 척추와 골반의 균형이 어그러지면 체내에 노폐물이 과도하게 쌓이고 혈액순환이 되지 않아 항상 몸이 무기력하고 쉽게 피곤함을 느끼며 잠을 아무리 자도 개운하지 않다.

일곱째, 자신감 상승

살이 흘러내리는 느낌이 들 정도로 축 처지고 군살로 덮여버린 몸을 과감히 버리고 생애 한번쯤은 꼭 탄력 있고 균형 잡힌 아름다운 몸으로 살아보자. 군살 체형에서 균형 잡힌 바른 몸, 아름다운 몸이 되면 자신감 또한 자연스럽게 회복될 것이다.

여덟째, 갱년기 이후의 웰니스 라이프

틀어진 골반, 느슨해진 고관절, 굽은 등, 점점 벌어지는 오다리, 무릎 관절염 등으로 고생하는 노년을 맞이하고 싶은 사람은 없을 것이다. 100세 건강의 핵심은 다름 아닌 건강한 관절이다. 출산 후 비뚤어지고 벌어진 골반은 전신의 불균형을 초래한다. 갱년기가 오기도 전에 관절이 부실해질 수 있다. 나이가 들수록 더욱 체중을 지탱해주는 체중 지탱 관절(Weight Bearing Joints), 즉 허리와 고관절, 무릎, 발목 관절이 건강해야 한다. 그래야 관절 속 윤활유 역할을 하는 연골이 건강하게 유지되어 70대 이후에도 건강하게 걸을 수 있다.

출산후 군살이 잘 생기는 부위

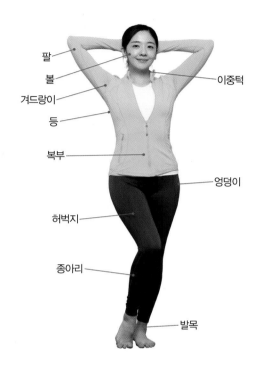

팔
볼
겨드랑이
등
복부
이중턱
엉덩이
허벅지
종아리
발목

복부와 옆구리 군살

출산 후 벌어진 골반과 습관적인 구부정한 자세는 아랫배(요추)를 앞으로 불룩하게 튀어나오게 만든다. 이러한 요추전만 체형은 자연스럽게 요추 앞부분을 지탱하는 장요근을 약화시키고, 동시에 복직근(복근)을 약화시켜 복부 내 장기를 아래로 축 처지고 튀어나오게 만든다. 그로써 복부와 옆구리, 허리 전체의 순환 기능이 저하돼 지방과 노폐물이 계속 쌓이게 된다. 복부와 옆구리는 그렇게 우리 몸 중 쉽게 살이 찌는 부위인 동시에 가장 살을 빼기 어려운 부위가 된다.

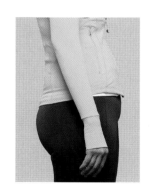

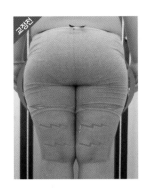

엉덩이와 허벅지 군살 & 다리 부기

출산 시 골반은 좌우로 심하게 벌어지면서 시계 방향과 반시계 방향으로 뒤틀린다. 그러면서 골반 주변의 엉덩이와 허벅지에 집중적으로 지방과 체내 노폐물이 쌓인다. 이는 엉덩이부터 종아리, 발 등 하체 전체가 퉁퉁하게 붓는 하체부종(다리 부기), 셀룰라이트(튼살), 심하면 혈액순환 장애인 하지정맥류 증상을 유발한다.

고관절 군살

출산한 많은 여성들의 엉덩이 뒤태 중 허벅지 바깥쪽이 마름모 모양으로 돌출되어 있는 모습을 쉽게 볼 수 있다. 골반이 벌어지며 자연스럽게 고관절이 틀어지고 허벅지 바깥쪽 방향으로 돌출되기 때문이다. 이렇게 튀어나온 고관절 부위는 순환이

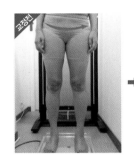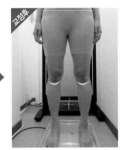

잘 안 되어 지방과 노폐물이 겹겹이 쌓이면서 퉁퉁한 군살을 형성한다. 이는 팔자걸음 혹은 안짱걸음을 유발한다.

앞쪽 허벅지의 돌출 군살

굽은 체형은 골반이 과도하게 앞으로 기울어진 골반전방경사(골반 경사면이 앞으로 기울어진 상태) 구조로 변형되어 골반과 요추(허리)의 무게 중심이 앞으로 쏠린다. 그러면 자연스레 허벅지가 과도하게 앞으로 튀어나오게 된다. 결국은 이러한 돌출된 앞 허벅지 전체에 지방과 군살이 쌓여 순환이 잘 안 되는 체형으로 변한다. 그

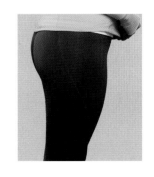

리고 허벅지 앞쪽이 과도하게 앞으로 불룩하게 튀어나오면 바지나 치마를 입었을 때 다리와 골반(치골 부위) 사이에 경계선이 생겨 군살이 쌓인다. 이는 실제보다 다리를 훨씬 짧아 보이게 만든다.

목덜미 군살

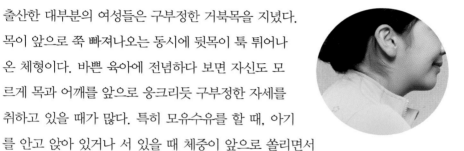

출산한 대부분의 여성들은 구부정한 거북목을 지녔다. 목이 앞으로 쭉 빠져나오는 동시에 뒷목이 툭 튀어나온 체형이다. 바쁜 육아에 전념하다 보면 자신도 모르게 목과 어깨를 앞으로 웅크리듯 구부정한 자세를 취하고 있을 때가 많다. 특히 모유수유를 할 때, 아기를 안고 앉아 있거나 서 있을 때 체중이 앞으로 쏠리면서 무의식중에 목과 배를 앞으로 내밀게 된다. 이러한 동작을 장기간 반복하면 경추(목)를 뒤에서 곧게 지탱하는 척추기립근(척추 지탱근육−척추 심부근육, 척추 코어근육)이 약해져 거북이처럼 목이 앞으로 튀어나오게 된다.
이 자세가 반복되면 주름이 과도하게 생긴 앞목이 축 처져서 늘어지는 거북목의 굽은 자세로 변형된다. 결국 순환이 잘 안 되는 뒷목에 울퉁불퉁 군살과 지방이 쌓이게 되고 앞목에는 주름이 늘어나 목 전체의 탄력이 없어진다.

등의 군살

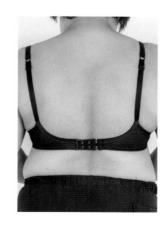

굽은 자세는 등과 허리에 노폐물과 군살이 쌓이게 만든다. 반대로 곧고 바른 체형일수록 슬림한 뒤태를 가지고 있다. 뒷모습이 답답해 보일 정도로 구부정해 보이는 데다가 등을 더욱 축 처져 보이게 한다.
등의 지방 세포는 엉덩이, 허벅지, 팔과 달리 지방 세포가 더 단단하고 섬유질이 풍부해 지방이 한번 쌓이면 웬만한 노력에도 완벽한 제거가 어렵다. 더불어 키가 실제보다 훨씬 더 작아 보이게 만든다.

정상적인
골반VS
출산후
골반

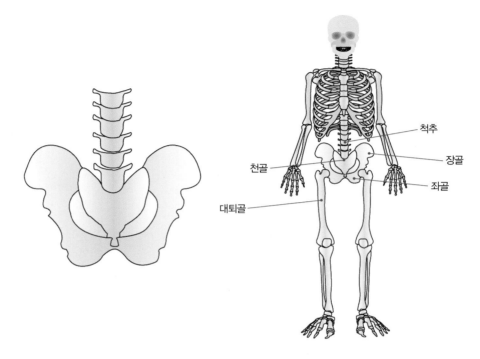

정상적인 골반 뼈 : 좌우 장골과 꼬리뼈로 이뤄져 있다.

정상적인 골반은 좌우 장골(골반 뼈)과 치골, 꼬리뼈(천골)의 높낮이와 폭이 대칭을 이루며 연결되어 있다. 대퇴골(고관절)이 공 모양으로 좌우 장골에 끼워져 있으며 골반 위의 척추(허리뼈)는 일직선으로 세워져 연결되어 있다. 좌우 장골과 대퇴골은 지면과 수평을 이루며, 척추는 지면과 90°로 곧게 세워져 있는 구조다. 대표적인 4개의 골반 근육은 골반 하단에 위치한 골반 저근과 골반 바깥쪽의 엉덩이 근육, 골반과 척추를 지탱하는 척추기립근, 복근 등으로 골반과 척추를 지탱하고 있다. 이렇듯 정상적인 골반일 경우 고관절이 튀어나오지 않아 엉덩이 라인이 예쁘다. 동시에 하체 순환이 원활하게 이루어져서 허벅지에 군살이 없고 다리도 부기 증상 없이 매끈하다.

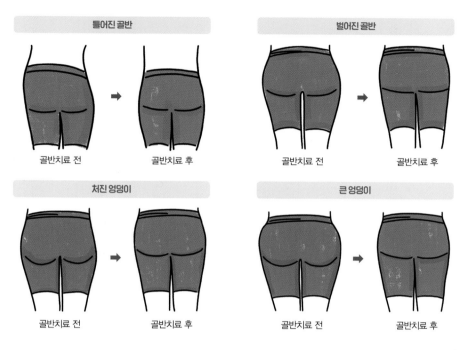

틀어진 골반	벌어진 골반
골반치료 전 → 골반치료 후	골반치료 전 → 골반치료 후

처진 엉덩이	큰 엉덩이
골반치료 전 → 골반치료 후	골반치료 전 → 골반치료 후

———— 출산 후 골반과 엉덩이의 변형 ————

임신 기간 동안 골반의 구조적 변화

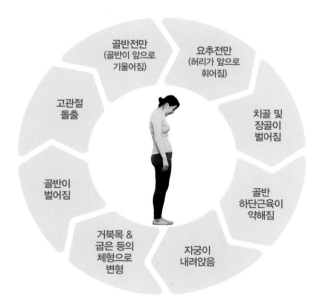

- 골반전만 (골반이 앞으로 기울어짐)
- 요추전만 (허리가 앞으로 휘어짐)
- 치골 및 장골이 벌어짐
- 고관절 돌출
- 골반 하단근육이 약해짐
- 골반이 벌어짐
- 자궁이 내려앉음
- 거북목 & 굽은 등의 체형으로 변형

출산후
벌어진
골반

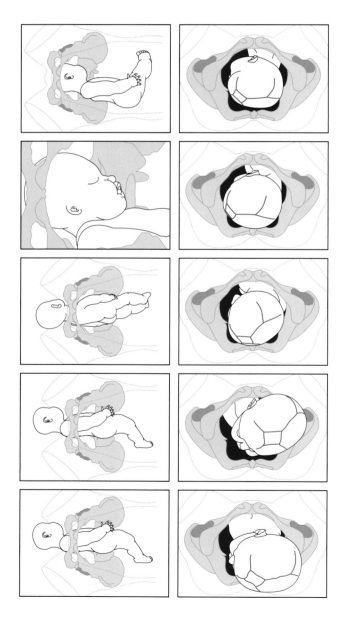

좌우가 타이트하게 꽈 조여
져 균형 잡힌 애플 힙과 달리
아이를 낳으면서 벌어지고 틀
어진 산모들의 엉덩이는 이를
지탱하는 골반, 허벅지, 복근
이 약해지면서 과하게 처지고
벌어져 있다.

태아가 빠져나오는 하트 모
양의 골반 입구(Pelvis Inlet)의
가로 폭은 약 13cm가량이다.
출산이 가까워질수록 태아
는 치골 밑으로 하강한다. 점
차 산모의 좌우 골반의 좌골
과 치골이 벌어지기 시작하
고, 태아가 잘 빠져나올 수 있
도록 치골과 골반이 과하게
벌어지면서 틀어진다. 그럼으
로써 골반을 지탱하는 인대와
근육이 이완되고, 왼쪽 그림
처럼 출산 시 골반의 장골 및
치골은 좌우, 앞뒤로 벌어지
고 틀어진다. 이로써 태아는

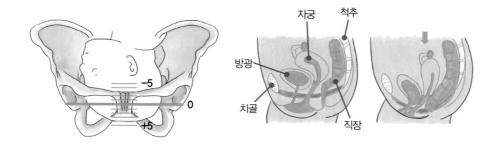

자궁 척추

방광 치골 직장

세상 밖으로 빠져 나올 준비를 모두 마친 셈이 된다.

임신 후반기로 갈수록 골반 하단근육이 약해지면서 자궁, 요도, 직장 등의 생식기관과 비뇨기관, 소화기관의 장기가 내려앉는다. 그리고 골반의 수축력이 현저하게 약해지면서 대변과 소변 조절능력도 떨어진다. 장기의 기능도 약해지고 소화불량, 변비, 요실금 등의 이상 증상이 발생한다.

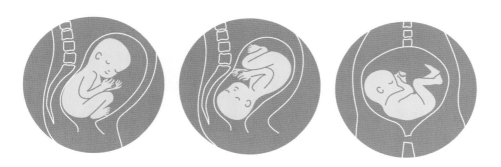

위의 그림처럼 태아가 머리가 아닌 엉덩이나 몸체로 빠져나올 경우 산모의 골반은 더욱 심하게 벌어지고 틀어진다. 이렇게 되면 대개 골반과 치골은 출산 전처럼 회복되지 않는다. 이런 경우 골반 근육이 탄력을 잃고 쭈글쭈글해지는 근육 변형이 오고 지방과 체내 노폐물이 제대로 배출되지 않아 살찐 체형으로 변한다. 동시에 벌어진 골반으로 인해 약해진 골반근육 특히 골반 하단근육의 약화로 요실금, 좌골 신경통, 산후풍 등의 통증으로 고생하게 된다.

출산 후
엉덩이와
하체 라인

지금부터 아이를 낳은 후 변화하는 여성의 엉덩이 구조와 출산한 여성들에게 주로 많이 생기는 하체비만에 대해 간략히 설명해보겠다. 그리고 출산 후, 임신 전과 확연히 달라지는 골반의 구조적 변화와 그에 따른 엉덩이와 하체의 변형에 대해 자세히 알아보자.

마름모 모양의 하체비만형 엉덩이

오른쪽 사진은 좌우 골반이 벌어지면서 고관절이 튀어나온 골반 구조의 엉덩이다. 이 경우 노폐물, 림프, 혈액이 근육을 제대로 관통하지 못하고 하체 순환이 막히게 된다. 그러면 군살, 튼살, 부기로 인해 허벅지와 종아리 등 다리 전체가 하체비만이 되고 셀룰라이트도 생긴다. 손발이 항상 차갑고 심하면 하지정맥류를 동반하는데 이는 혈액순환까지 막힌 경우다.

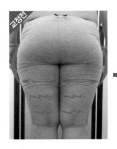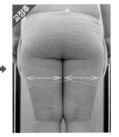
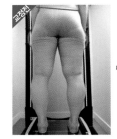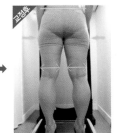

처진 엉덩이

골반이 벌어지면서 엉덩이, 복근, 허벅지 안쪽 근육이 동시에 약해져 골반과 꼬리뼈 전체가 뒤로 처진 상태다. 자세가 구부정한 것이 특징이다. 레깅스 혹은 타이트한 바지를 입으면 엉덩이와 허벅지 부위가 탄력이 없기 때문에 심하게 주름이 진다. 바지

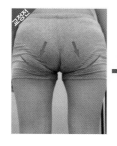 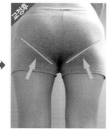 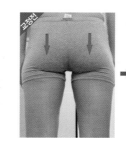 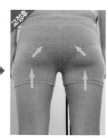

가 엉덩이 사이에 끼는(소위 바지가 씹혔다고 표현하는) 현상이 많이 발생한다. 반대로 골반 경사면이 수평이거나 수평보다 다소 아래쪽을 향하면 엉덩이가 위로 들려지면서 탄탄한 허벅지 근육과 애플 힙을 가질 수 있다.

짝짝이 엉덩이

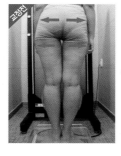
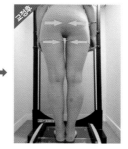
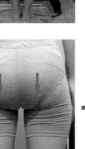
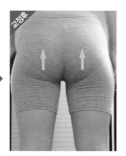

골반이 벌어지면 지탱해주는 근육이 약해지고 골반이 삐딱하게 기울어지면서 한쪽 방향으로 뒤틀려서 짝짝이 엉덩이가 된다. 대부분 짧은 다리 쪽의 골반이 뒤로 틀어지고, 긴 다리 쪽 골반이 앞으로 틀어진다. 즉, 엉덩이의 좌우 밸런스가 맞지 않은 상태이다. 심하면 하체순환이 막히면서 하체비만을 유발한다. 이 경우 팔자걸음 혹은 안짱걸음 등으로 바뀌게 되며 치마를 입었을 때 한쪽 방향으로만 돌아간다.

장기간 한쪽으로 틀어진 골반은 척추 물렁뼈가 튀어나오는데 특히 요추(허리뼈) 4~5번을 빠져나와 골반을 관통하는 좌골신경을 압박한다. 이는 다리가 시큰거리면서 저리는 다리 통증으로 악화된다.

벌어진 골반형 엉덩이

골반 사이가 벌어진 엉덩이로 대부분 골반이 과도하게 벌어져 네모 모양을 지니고 있다. 허벅지 사이가 과도하게 벌어진 것이 공통점이다. 허벅지 안쪽과 엉덩이 근육의 탄력이 현저하게 떨어지며, 심하면 엉덩이 치골 부위의 간격이 3cm 이

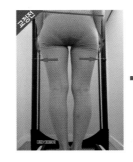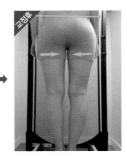

상 벌어져 무릎 관절염을 유발하는 노인성 휜 다리를 동반한다. 구조적으로 좌우 골반이 벌어지면서 고관절이 바깥쪽으로 튀어나와 허벅지 옆 라인이 안 예쁘게 변형된다. 엉덩이 측면의 허벅지가 시작되는 부위에 집중적으로 군살이 쏠려 있는 것이 특징이다.

아랫배 돌출형 엉덩이(요추전만)

골반이 심하게 앞으로 쏠려 기울어지면서 아랫배가 과도하게 튀어나온 엉덩이다. 임신 기간 동안에는 태아의 체중이 아랫배 쪽으로 쏠리면서 장기도 앞으로 쏠리고 복근은 한없이 약해진다. 이때 아래로 쏠

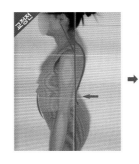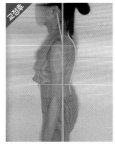

린 장기 압박으로 인해 소화불량, 생리불순, 심각한 생리통이 생기기도 한다.

고관절이 돌출된 이중 겹 엉덩이

좌우 골반이 뒤로 처지거나 좌우로 벌어지면서 고관절의 연결 상태 또한 내전(안쪽 방향으로 틀어짐), 외전(바깥 방향으로 틀어짐)이 유발된다. 대부분 골반 벌어짐과 엉덩이가 뒤로 처지는(후만) 고관절 내전으로 인해 허벅지 뒷근육이 뒤로 쏠려 나타나는

5. 양쪽 엉덩이가 의자 바닥에 닿는 느낌의 차이를 체크한다.
6. 만약 한쪽 엉덩이 아랫면이 반대쪽 방향에 비해 바닥에서 붕 떠 있는 느낌이 든다면 골반이 틀어진 것이다.

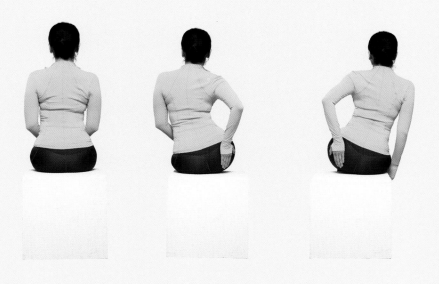

● **바른 자세 셀프 테스트** ●

숨 들이마시기

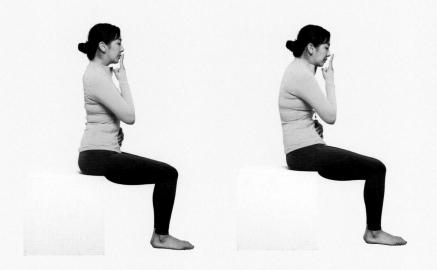

바른 자세와 구부정한 상태에서 호흡의 차이를 느껴보자.

1. 아이를 안고 평소대로 앉은 자세를 취해본다.
2. 아이를 그대로 내려놓는다.
3. 그 상태에서 숨을 최대한 지그시 코로 들이마신다.
4. 최소 5초 동안 숨을 들이마신다.
5. 허리를 세우고 정면을 응시한다.
6. 똑같이 최소 5초 동안 숨을 코로 들이마신다.
7. 위의 두 가지 자세에서 취한 호흡의 차이를 느껴본다.

골반 불균형
셀프 측정법

틀어진 골반, 스마트폰 & 카메라 촬영

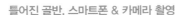

1. 배와 엉덩이의 굴곡이 잘 보이는 타이트한 옷을 입는다. 지나치게 타이트한 옷이 아닌 가볍게
   몸에 밀착되는 속옷 정도의 옷이 좋다

2. 거울 앞에서 양발을 일자로 하여 어깨너비만큼 벌린다.

3. 좌우로 가볍게 몸을 흔들어 발과 몸의 긴장을 풀어준다.

4. 스마트폰 또는 디지털카메라로 몸의 정면을 촬영한다.

5. 촬영한 사진을 되도록 컴퓨터 모니터의 큰 화면으로 확인한다. 스마트폰의 작은 액정보다는
   큼직한 컴퓨터 화면으로 보는 게 골반의 불균형 상태를 더욱 자세하고 정확하게 확인할 수
   있다.

6. 양쪽 고관절 부위와 골반의 높낮이와 좌우 비대칭 상태를 확인한다.

7. 한쪽 고관절이 더 튀어나오지 않았는지, 한쪽 무릎의 높이가 더 높지는 않은지, 한쪽 다리나
   엄지발가락이 더 휘어지지 않았는지 확인한다.

8. 비대칭이 심할수록 현재 몸 전체의 불균형 상태가 심각한 수준이라고 보면 된다.

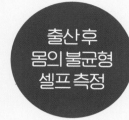

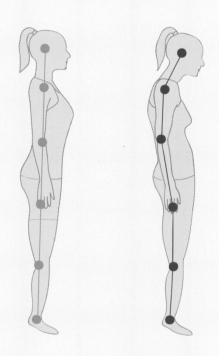

출산 후 체형의 비대칭 변화 1

균형 잡힌 체형은 옆에서 봤을 때 발목부터 귀 라인이 일직선상에 놓여 있다. 앞과 뒷모습은 어깨와 골반 높이가 좌우 대칭을 이루면서 평행 상태다. 하지만 출산 후 자신도 모르게 자세가 구부정해지면서 거북목이 되고, 배가 앞으로 튀어나오며, 굽은 등이 되고, 아랫배가 불룩하게 튀어나오는 요추전만(배불뚝이 체형) 체형으로 변형되고는 한다.

비단 출산한 여성이 아니더라도 좌우 어깨와 골반의 높낮이가 심한 비대칭 체형의 사람들을 쉽게 주변에서 발견할 수 있다. 평소 잘못된 생활습관으로 인해 한쪽으로 척추가 휘거나, 골반이 심하게 틀어져 척추를 지탱하는 척추기립근이 약화되어 요추 심부에 있는 척추 코어근육이 심하게 약해지면서 체형이 비대칭으로 변했기 때문이다.

이렇게 굽고 비뚤어진 나쁜 자세 및 짝짝이 체형은 조기에 발견하면 빠른 시일 내에 곧고 바른 체형으로 교정할 수 있다. 다음의 측정으로 자신의 체형 상태를 확인해 보자.

- 목이 앞으로 쭉 빠진다. (거북목증후군, 거북목)
- 목주름이 늘어난다.
- 어깨가 앞으로 말린다. (굽은 어깨)
- 어깨에 군살이 쌓인다.
- 가슴이 탄력 없이 처진다.
- 팔과 팔뚝에 군살이 쌓인다.
- 옆구리, 복부, 허리에 군살이 쌓인다.
- 골반이 앞으로 과도하게 경사진다. (골반전방경사)
- 일자 허리다. (배불뚝이 자세, 요추전만 체형)
- 배가 아래로 처진다.
- 허벅지가 앞으로 돌출되어 툭 튀어나온다.
- 앞쪽 허벅지에 군살이 쌓인다.
- 하체비만과 하체부종이 심해진다.
- 키가 줄어든다. (임신 전보다 출산 후에 1~2cm가량 줄어든다)
- 뒷목에 군살이 쌓인다.
- 등이 굽는다. (굽은 등, 새우등, 뒤로 불룩하게 구부러진 등)
- 등에 군살이 쌓인다. (축 처진 등판)
- 엉덩이가 처진다. (골반이 뒤로 처지는 골반후만 체형)
- 엉덩이에 군살이 쌓인다.
- 무릎이 구부러진다.
- 심하면 다리가 뒤로 휘어진다. (반장슬, back-knee)
- 발뒤꿈치에 각질이 쌓인다.

V _____ 개 (5개 이상 시 출산 후 체형 비대칭 의심)

출산 후 체형의 비대칭 변화 2

다음의 체형 셀프 측정을 통해 자신의 몸이 출산 후 짝짝이 체형으로 바뀌었는지 아닌지 확인해 보자. 자신도 모르는 사이 휘어진 척추, 틀어진 골반, 굽은 자세는 관절 노화와 척추 질환을 초래한다. 조기 발견만이 중년 이후의 관절 건강을 지키는 지름길이다.

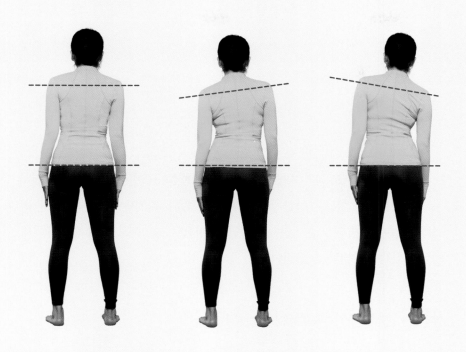

좌우 어깨가 비대칭, 짝짝이다.

척추가 좌우로 휘어진다.

좌우 골반의 높낮이가 비대칭이다.

한쪽 다리 길이가 더욱 짧아진다.

골반이 틀어진다.(치마가 한쪽으로만 계속 돌아간다)

골반이 벌어진다.

엉덩이가 아래로 처지면서 납작해진다.

허벅지 바깥쪽으로 고관절이 툭 튀어나온다.

휜 다리가 된다.

발목이 꺾인다.

발 아치가 무너진다.

V _____ 개 (5개 이상 시 출산 후 체형 비대칭 의심)

생활을 바꾸면 몸의 라인이 달라진다

생활 속에서 습관적으로 곧은 자세를 유지하면서 척추와 골반을 균형 있게 교정해주면 누구나 군더더기 없는 슬림한 몸매를 가질 수 있다. 하지만 바른 자세가 군살 없는 몸매에 얼마나 큰 영향을 미치는지 암만 입 아프게 설명해도 실제 경험해보지 않은 이상 미심쩍을 수밖에 없을 것이다.

군살 없는 몸매는 생활 속에서 시작된다

스튜어디스, 아나운서, 모델처럼 호감 가는 매끈한 체형은 결코 하루아침에 갖게 되는 것이 아니다. 그들을 조금만 유심히 관찰해보면 허리를 곧게 펴고 정면을 응시하는 바른 자세가 습관화되어 있는 사람들임을 금세 알 수 있다. 평소 등과 허리를 곧게 펴고 정면을 응시하며 바른 자세로 앉고, 짝다리가 아닌 양발로 중심을 잡고 서는 등의 사소한 습관들이야말로 군살 없는 매끈한 몸매로 가는 첫 걸음이다.

지금 자신의 앉아 있는 자세부터 체크해보자. 스마트폰에 영혼을 판 듯 구부정하게 앉아 있지는 않은가? 하루 종일 구부정하게 목과 허리를 숙이고 펴기를 반복하고 있지는 않은가?(물론 전쟁 같은 육아로 거울 한 번 들여다볼 틈 없이 힘든 하루를 살고 있겠지만!) 습관적으로 한쪽 다리를 꼬고 있지는 않은가?

뇌 때문이다

우리의 뇌는 오랫 동안 몸에 익숙해져 있는 나쁜 자세를 편하다고 인식한다. 불량한 습관들(다리 꼬기, 똑바로 눕지 않고 엎드리거나 옆으로 눕기, 거북목 자세로 컴퓨터와 스마트폰 장시간 사용하기, 구부정한 자세로 앉고, 서고, 눕고, 걷는 일체의 동작들)을 편하다고 판정(?)한 뇌는 사소한 동작 하나를 바꾸는 것도 쉽사리 허락하지 않는다.

수년 혹은 수십 년간 우리 몸에 배어 있는 나쁜 자세가 편하다는 인식을 버리고 중년 그리고 노년 이후까지 평생 유지해야 할 바른 자세의 중요성과 가치에 대해 재구성할 필요가 있다. 즉, 우리의 뇌가 바른 자세의 중요성과 그 가치를 제대로 인식하게 만드는 것이야말로 곧고 반듯한 체형 그리고 군살 없는 매끈한 몸매를 만들기 위해 해야 할 가장 중요한 첫 단추다.

하루에 하나씩! 생활 속 바른 자세 습관 루틴 만들기

우리가 매순간 무의식중에 행하고 있는 생활 속 나쁜 자세들을 하루에 하나씩 개선해 나가는 '바른 자세 습관 루틴'으로 판판하고 매끈한 배, 곧고 반듯한 뒤태를 만들어 보자. 하루에 자세 하나씩만 바꿔나가도 1~2개월이면 몸 깊숙이 뿌리 내리고 있는 웬만한 나쁜 자세 습관들을 모두 없앨 수 있을 것이다. 하루는 다리 꼬지 않기, 다음날은 의자 팔걸이에 기대지 않기 등 하루에 하나씩만 나쁜 자세를 하지 말아보자. 스마트폰을 보면서 구부정한 자세를 하지는 않았는지, 서 있을 때 무심코 몸을 한쪽으로 기울이지는 않았는지, 짝다리로 서 있지는 않았는지, 의자에 앉아서 무의식중에 다리를 꼬지 않았는지 등 한 걸음, 자세 하나만이라도 좀 더 세심하게 습관적으로 살피고 신경 써보자. 그러다 보면 점차 척추와 골반을 지탱하는 근육이 탄탄해져서 어느새 곧고 바른 체형, 탄탄한 등 라인의 소유자가 돼 있을 것이다. 하루의 습관 하나가 쌓이면 평생의 습관이 된다.

산후증후군 증상과 예방법

출산으로 인해 틀어진 골반은 전신의 뼈마디를 어긋나게 만들어 온몸의 관절이 시리고 아픈 산후풍 증상을 유발시킨다. 더불어 면역력 저하, 체력 감퇴, 호르몬 불균형, 신체 대사기능 저하 등의 산후증후군 증상을 부른다. 산욕기에 몸을 제대로 관리하지 않으면 나이 들어서까지 두고두고 고생한다.

산후풍 증상

1. 온몸의 관절이 시리고 아픔
2. 기진맥진하고 급격한 체력 저하
3. 두통
4. 메스꺼움
5. 만성피로
6. 수면장애
7. 심한 골반 및 허리 통증
8. 허리디스크
9. 척추관 협착증
10. 변비
11. 치질
12. 꼬리뼈 통증
13. 뚝뚝 소리 나는 관절(뼈끼리 부딪히는 관절 잡음 현상)
14. 무릎 관절염
15. 복부 통증
16. 손발이 차가운 수족냉증

17. 손발 부기

18. 산후비만

19. 하체부종

20. 손목 및 발목 통증

21. 어깨 통증

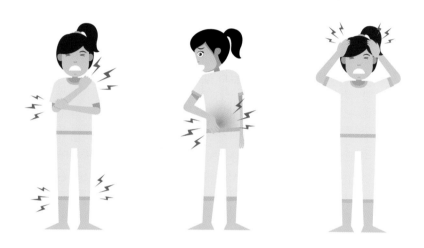

출산 후 100일이 평생 건강을 결정한다

출산 후 100일 동안이 산후풍과 산후증후군으로 악화되는 것을 예방하는 가장 중요한 시기다.

산후풍 및 산후증후군 예방법

1. 뻣뻣한 관절 & 근육 스트레칭: 각각의 관절과 근육을 몸에 무리가 가지 않는 선에서 지그시 풀어준다. 이는 통증과 관절 경직을 완화시켜준다.

2. 영양분 공급: 저하된 영양을 건강한 음식으로 충분히 보충한다.

3. 따뜻한 물 마시기: 차가운 물보다 미지근하거나 따뜻한 물을 마시는 것이 좋다.

4. 충분한 수분 섭취: 식사 30분 전후로 물을 마신다.

5. 스트레스 조절: 하루 3회, 1회에 10~15분씩 최대 30분 정도 누워서 명상과 복식호흡을 한다.

6. 골반 스트레칭 및 체형 교정 마사지: 긴장된 골반을 안정화시키고 자궁을 진정시 킨다.

7. 따뜻한 물 샤워를 하루 1~2회 정도 주기적으로 한다.

8. 찬바람 쐬지 않기: 가급적 에어컨 바람과 바깥 찬바람을 쐬지 않는다.

9. 너무 많이 걷지 않기: 벌어진 골반이 덜 수축된 상태에서 지나치게 많이 걷는 것 은 좋지 않다.

10. 무거운 것 들지 않기: 약한 척추에 무리를 줘 척추 통증으로 악화될 수 있다.

출산 후 산후풍과 산후증후군을 우습게 보지 말자

산후풍에 걸리면 심각한 우울증이 찾아올 정도로 극심한 고통과 스트레스에 시달린다. 옛날 어르신들이 항상 하시는 이야기가 있다. 아기를 낳고 산후풍을 제대로 관리하지 않으면 평생 고생한다고. 임신 중에는 릴랙신 호르몬이 분비되어 신체 기관을 연하게 만들어 자궁이 쉽게 늘어나고, 출산 시 골반이 잘 벌어지도록 도와준다. 또한 치골뿐 아니라 전신의 관절, 즉 온몸의 인대와 연골이 느슨해지면서 임박해오는 출산에 대비하게 된다.

이렇게 호르몬의 영향으로 출산 후에는 골반을 포함한 온몸의 관절이 이완되고 약해진다. 그래서 산욕기에 잘못된 자세로 압력을 받으면 출산 후 전신의 뼈마디가 어긋나고 온몸의 관절이 시리고 아픈 산후풍을 유발한다. 동시에 틀어진 골반으로 인해 순환장애, 즉 노폐물과 혈액 및 림프 등의 순환이 원활하지 않게 되어 다리가 퉁퉁 붓는 하체부종과 군살이 빠지지 않는 하체비만 그리고 손발이 차가운 수족냉증으로 고생하게 된다.

또한 출산 후에는 면역력 저하, 체력 감퇴, 호르몬 불균형, 신체 대사기능까지 현저히 떨어지는 산후증후군에 걸리기 쉽다. 산후증후군은 만성피로, 수면장애, 변비, 치질을 유발한다.

출산은 분명 엄마라는 이름을 선물받는 인생 최고의 축복된 경험이다. 하지만 관절 건강 측면에서 볼 때 본격적인 관절 노화의 시작이기도 하다. 노년 건강의 질을 저하하는 산후풍으로 인해 고생하지 않으려면 출산 후 틀어진 골반을 원위치로 교정시키고 산후풍 통증과 순환장애, 하체비만 체형을 조기에 관리하는 것이 중요하다.

몸이 가벼워진다

비뚤어진 자세는 몸의 근육과 관절 퍼포먼스(joint movement, 관절운동)를 향상시킨다. 각각의 관절 마디마디가 어긋남 없이 연결되면 이를 지탱하는 인대, 근육, 혈관 등(연부조직, 섬유조직)의 기능(관절 가동기능)이 확연히 증진된다. 그래서 항상 가벼운 생체리듬과 대사기능이 높은 상태로 유지된다. 쉽게 말해 몸을 오래 움직여도 덜 힘들다는 뜻이다.

하지만 좌우 골반이 틀어지고, 척추가 구부러지고, 각 관절 마디마다 연결이 어긋나면 몸의 움직임이 둔해지고 약해지면서 굳게 된다. 그럼으로써 어긋난 관절을 빠져 나오는 척추신경이 압박돼 신경통과 근육통이 발생한다.

얼마나 수많은 여성들이 출산 후 목과 허리 및 척추질환(목디스크, 허리디스크, 척추디스크, 척추관협착증, 일자목, 척추측만) 그리고 무릎 관절염과 산후풍으로 노년까지 고통받고 있는지 안다면 산후풍과 산후증후군 관리를 결코 가벼이 할 수 없을 것이다.

체형 본연의 아름다운 라인이 살아난다

꼿꼿하고 매끈한 체형은 좌우가 꼭 조여진 균형 잡힌 골반의 타이트함과 탄탄한 하체 라인(허벅지), 곧은 척추 라인으로 완성된다. 구부정한 자세로 모유수유를 하고 아이를 안다 보면 자신도 모르게 고관절이 느슨해지고, 골반 주변 근육이 약해지면서 엉덩이가 축 처지고 통통한 몸으로 변한다.

굽은 체형을 바른 자세로 교정하면 나이 들어 보이고 관절 건강에도 안 좋은 몸매 대신 체형 본연의 엉덩이, 허리, 다리 라인이 살아난다.

바른 체형은 쉽게 살찌지 않는다

바르고 곧은 몸은 막히지 않은 수도관처럼 혈액순환, 림프순환이 원활하고 노폐물이 체내에 쌓이거나 막히지 않는다. 아이를 낳은 후 운동이든 굶는 다이어트든 뭐가 됐든 일단 살을 뺐다고 치자. 하지만 여전히 등, 엉덩이, 허벅지, 배에 통통한 군살과 셀룰라이트가 고스란히 남아 있는가? 이는 척추가 구부러져 살을 접히게 만들고, 골반이 틀어져 엉덩이 근육 안쪽을 관통해 순환하는 림프와 혈액순환이 막혔기 때문이다. 고인 물이 썩을 수밖에 없듯이 굽은 체형은 복부, 옆구리, 허벅지 근육 내의 노폐물이 순환을 못하고 고여 있게 된다. 결국 튼살 혹은 군살로 변해 통통한 몸매가 된다.

결론은 한 가지다. 온몸 구석구석 곧고 바르게 펴줘야 한다. 늘 긴장을 풀지 말고 생활 속에서 습관적으로 중립자세를 유지해주면 된다. 중립자세란 서 있거나 앉아 있을 때 그리고 걸을 때 좌우, 앞뒤 방향에서 항상 턱이 지면과 수평이 되는 자세다.

육아 시
바른 자세 VS
불량 자세

"아기 낳고 산후 관절 관리를 잘 해야 평생 고생하지 않는다."

주변 어르신들의 이런 걱정 어린 말씀을 뻔한 잔소리로 치부하지 말고 귀담아들을
필요가 있다. 몸을 추스를 틈도 없이 육아라는 전쟁터에 뛰어들어 정신없는 하루를
보내다 보면 자신도 모르게 불량자세 습관을 수없이 반복할 수밖에 없다. 미처 몸을
제대로 돌보지 못한 채 장기간 이러한 나쁜 자세를 반복하고 있는 여성들이 굉장히
많다. 그러다 결국 목, 허리, 무릎 등 체중을 지탱하는 모든 관절 근육통으로 고생하
게 된다.

산후 건강한 관절 관리의 시작은 바른 자세의 습관화다. 지금부터 육아 시 관절을 건
강하게 돌볼 수 있는 생활습관들을 소개해보겠다.

아기를 안고 서 있을 때 1

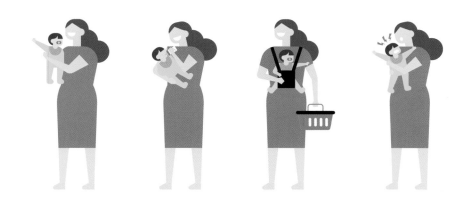

척추를 곧게 펴고 양발에 체중을 50%씩 고루 분산시켜 중심을 잡고 서자. 아이를 한
팔로 들고 서 있으면 척추와 골반의 균형이 한쪽으로 쏠리게 되어 좌우 골반의 높낮

이가 다른 비대칭 다리, 즉 짝짝이 체형이 된다. 결국 체중을 지탱하는 관절(Weight Bearing Joint)인 고관절, 무릎 발목, 허리관절이 약해져 퇴행성 관절염의 원인이 된다. 좌우 균형 잡힌 바른 자세 습관은 몸의 대칭을 잡아줘 양쪽 어깨와 골반을 균형 있고 건강하게 만들어준다.

아기를 안고 서 있을 때 2

목과 배를 앞으로 내밀지 말고 허리를 곧게 펴 몸의 옆 라인(발목, 무릎, 고관절, 어깨, 귀)이 일직선에 놓이도록 중심을 잡고 선다. 대부분의 여성들이 아이를 안고 허리를 앞으로 쭉 빼고 서 있곤 한다. 앞쪽 골반의 복근과 엉덩이 근육이 약해져 골반이 뒤로 납작하게 처지고, 약해진 복근 때문에 허리가 앞으로 기울어지기 때문이다. 이러한 나쁜 자세는 무릎과 허리관절에 체중이 쏠리게 만들어 연골을 닳게(퇴행) 한다. 이는 퇴행성 관절염의 원인이 된다.
몸의 옆 라인이 일직선이 되도록 곧게 펴는 바른 자세 습관은 척추기립근을 탄탄하게 만들어주고 출산 후 줄어들었던 키까지 되찾게 해준다. 무엇보다도 과도한 체중의 과부하를 줄여 관절에 무리가 덜 가게 해 건강한 관절을 만들어준다.

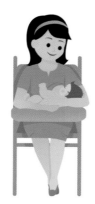

모유수유 자세 1

척추와 골반이 정렬된 자세에서 바른 자세로 모유수유를 하자. 한쪽으로 비뚤어진 자세로 다리를 꼬거나, 팔걸이에 몸을 기댄 채 장시간 모유수유를 하고 있지는 않은가? 우리 몸의 체중을 지탱하는 관절들을 나이 들어서까지 건강하게 유지하려면 모유수유 시 골반과 척추가 비뚤어지게 않게 신경 써야 한다.
모유수유 시 척추가 좌우로 휘어지지 않고, 골반의 좌우 수평 균형이 맞춰진 자세에서 목만 90° 아래로 지그시 구부린 자세가 좋

다. 힘들겠지만 척추가 앞으로 쏠리지 않도록 중심을 잡고 허리를 곧게 편 후 골반의
좌우 균형을 잘 유지하는 습관을 들이자.

모유수유 자세 2

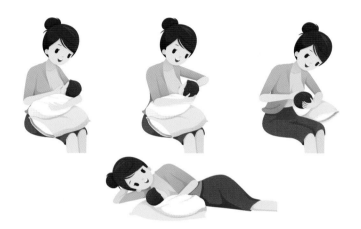

모유수유 시 발판을 사용하자. 앉아서 무릎이 90°가 되도록 자세를 잡고 발밑에 쿠션
을 놓은 후 목, 허리를 곧게 세우고 등이 앞으로 구부러지지 않게 한다. 발끝이 지면
에서 떨어진 채 머리를 숙인 구부정한 거북목 자세로 장시간 모유수유를 하면 목, 어
깨, 허리 통증을 유발한다. 모유수유 시에는 무릎과 발목을 편안하게 균형 잡히게 유
지하고, 척추와 골반이 바르게 펴져 좌우 수평을 수월하게 만들어주는 발 지지대를
사용하는 것이 좋다.

기저귀 갈 때

하루에도 수없이 반복하는 기저귀 갈기 시 의외로
나쁜 습관을 가진 사람들이 많다. 기저귀는
반드시 바닥이 아닌 허리 높이의 테이블에
서 갈아준다. 그래야 허리를 곧게 펼 수 있
고 머리를 과도하게 숙일 필요가 없어 목
과 허리에 무리가 가지 않는다. 무릎을 자

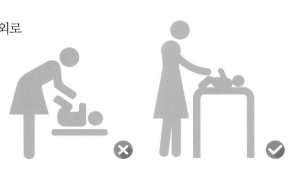

주 구부리지 않아도 되므로 무릎 통증도 예방할 수 있다.

바닥에서 기저귀를 갈다 보면 어쩔 수 없이 머리를 숙이고 등을 구부릴 수밖에 없게 되는데 이는 무릎, 골반, 허리 관절에 지속적으로 무리를 준다. 특히 요추 4~5번은 허리 디스크와 좌골신경통의 원인이 되므로 기저귀를 갈 때는 반드시 바닥이 아닌 기저귀 갈이대를 사용할 것을 권한다.

아기를 들어 올릴 때

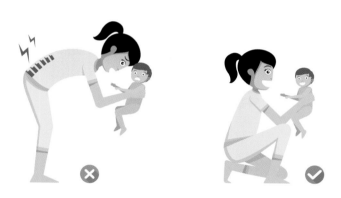

무릎을 먼저 굽히고 겨드랑이에 양팔을 붙인 후 다리와 허리 힘을 이용해 들어올린다. 그래야 무릎과 허리에 쏠리는 하중을 줄여 허리와 무릎 손상을 최소화할 수 있다. 만약 무릎을 굽히지 않고 허리만 구부려 팔 힘으로 아기를 들어올리면 요추 근육을 갑작스럽게 긴장시켜 허리 디스크를 유발하거나 추간판을 돌출시켜 신경을 압박할 수 있으니 주의하자.

누워 있을 때

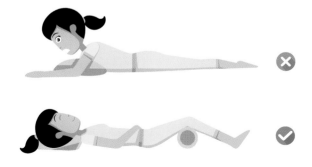

평소 쉴 때나 잠잘 때 허리에 가해지는 체중 압박을 최소화하는 숙면 자세를 취하도록 하자. 누워 있을 때는 무릎과 종아리 밑에 쿠션이나 베개 등을 받혀놓자. 그 상태에서 무릎을 90°로 세워 누우면 요추에 가해지는 압력이 감소되어 허리와 무릎에 과도한 체중의 하중 부담을 확연히 줄여준다. 이를 계속 습관화하여 우리 몸의 중심인 허리와 척추를 오래오래 건강하게 지키자.

옆으로 누워 있을 때

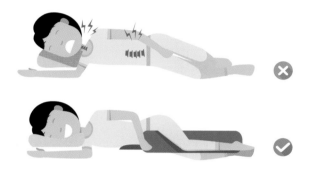

보통 출산 후 일정 기간 동안은 아기와 함께 자야 하는데 보통 옆으로 누워서 마주보는 자세를 취하기 마련이다. 이때 골반과 척추가 비뚤어지지 않도록 무릎 사이에 베개를 끼워 넣는 것이 좋다. 옆으로 누워서 자면 골반이 바닥으로 눌리고, 목이 비뚤어져서 척추와 골반이 꽈배기처럼 어긋난다. 그러면 목과 허리의 척추 신경이 눌리게 되니 옆으로 누울 때는 각별히 더 주의하자.

침대에서 일어날 때

몸을 옆으로 돌려 무릎을 모은 후 손을 짚고 몸이 틀어지지 않도록 측면으로 일어나는 것이 올바른 자세다. 약해진 척추 관절과 골반이 더 이상 비뚤어지지 않도록 몸이 꼬이지 않게 옆으로 일어나는 습관을 들이자.

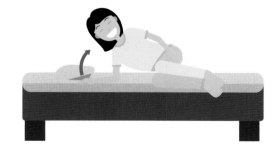

신발을 신거나 신발 끈을 묶을 때

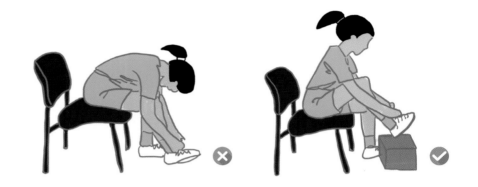

허리를 최대한 구부리지 않고 신발을 신거나 신발 끈을 묶을 수 있도록 발 지지대를 놓는다.

앉아서 책 볼 때

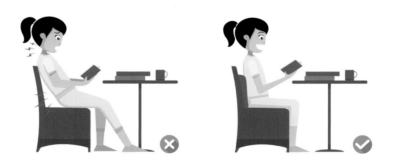

앉아서 책을 보거나 컴퓨터를 할 때 엉덩이를 최대한 의자 등받이 깊숙이 넣고, 등받이에 등을 꽉 붙이며, 책상과 복부의 거리는 주먹 하나가 들어갈 정도로 가까이 밀착시킨다. 그리고 목이 아래로 숙여지지 않게 책 지지대를 이용해 컴퓨터 화면이 눈높이에 맞게끔 만들어준다. 그러면 척추기립근을 판판하게 세워줘 척추 건강에 도움이 된다.

수건을 돌돌 말아서 편안하게 목을 받쳐 숙면을 취한다. 거북목을 정상적인 C형 목 커브로 만들어줘 목 근육의 긴장을 풀어준다. 이로써 숙면을 취할 수 있다.

스마트폰과 컴퓨터 사용의 바른 자세

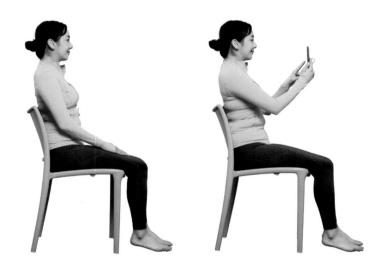

1. 엉덩이를 의자 등받이에 깊숙이 넣는다.
2. 등을 등받이에 기댄다.
3. 허리를 곧게 펴준다.
4. 골반이 한쪽으로 기울어지거나 틀어지지 않도록 중심을 잡는다.
5. 척추를 위로 들어올린다는 느낌으로 쭉 펴준다. (이때 엉덩이가 의자에서 떨어지지 않아야 한다)
6. 시선은 정면을 응시한다. (5~10° 정도의 눈높이가 적당하다)

턱은 항상 수평이 되어야 한다. 안 그러면 연결된 경추(목)를 일자목, 거북목으로 변형시켜서 두고두고 고생할 수 있다. 그리고 턱을 아래로 떨구는 습관은 미관상 자글자글한 목주름과 퉁퉁한 목덜미 군살을 만든다. 구부정한 자세는 목이 바닥을 향할 때 시작된다. 그러니 평소 생활 속에서 좀 더 각별히 턱이 지면과 수평이 되도록 정면을 응시하는 습관을 들이자.

하체 라인을 망가뜨리는 생활 속 불량자세 습관들

잘못된 자세 습관은 골반을 비뚤어지게 하고 하체에 군살이 붙게 만든다. 그리고 이러한 골반의 비틀림은 척추와 다리를 휘게 한다. 심하면 전신의 체형 변형으로 악화되기도 한다. 그리고 척추와 골반의 균형을 무너뜨려 몸에 군살을 만든다. 몸에 군살이 쌓이게 만드는 생활 속 사소한 불량자세들을 알아보자. 평소 다음과 같은 불량 습관들을 무심코 하고 있지는 않은지 주의를 기울이자.

서 있을 때의 불량자세

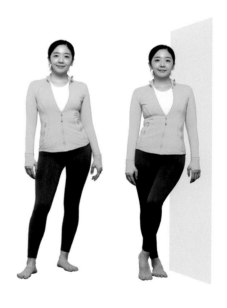

1. 짝다리로 서 있기
2. 벽에 기대어 서기
3. 양발을 크로스하고 벽에 기대기
4. 목을 앞으로 쭉 빼고 구부정한 자세로 스마트폰 보기
5. 고개를 아래로 떨구고 스마트폰 보기
6. 양발을 크로스하고 벽에 기대어 고개를 아래로 떨구고 구부정한 자세로 스마트폰 보기(최악의 자세!)

스마트폰을 보는 불량자세

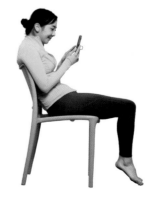

목을 앞으로 쭉 빼고 구부정한 자세로 보기

앉아 있을 때의 불량자세

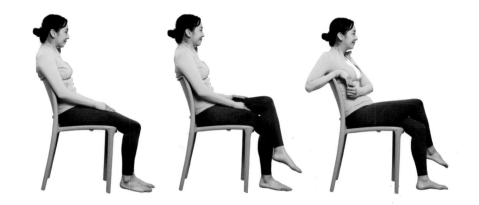

1. 다리 꼬고 앉기

2. 의자 팔걸이에 기대어 삐딱하게 앉기

3. 앞으로 엉덩이를 쭉 빼고 등받이에 목을 기대 걸터앉기

4. 아랫배와 허리가 과도하게 앞으로 휘어진 채 앉기

5. 발목이 서로 겹치는 발 크로스 자세로 앉기

6. 양반다리 혹은 안짱다리로 바닥에 앉기

7. 목을 앞으로 쭉 뺀 채 거북목 자세로 앉기

8. 머리를 땅으로 숙이고 앉기(스마트폰, 테블릿PC, 책 등을 볼 때의 불량자세)

9. 앉아서 다리를 꼬고 의자 팔걸이에 기대어 머리를 숙인 채 스마트폰 보기(최악의
   자세!)

누워 있을 때의 불량자세

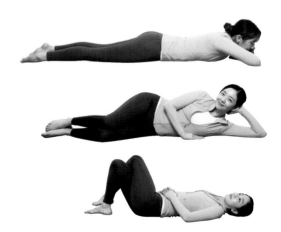

1. 엎드려 누워 있기

2. 옆으로 누워 있기

3. 양발을 크로스하여 누워 있기

걸을 때의 불량자세

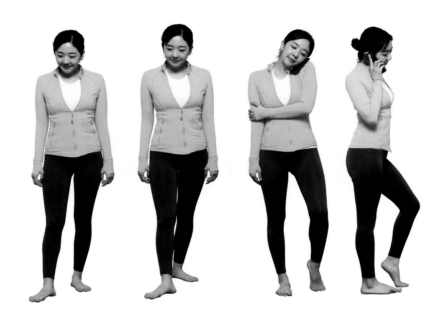

1. 고개를 숙이고 땅만 보고 걷기

2. 무거운 가방을 한쪽 어깨에 메고 걷기

3. 팔자걸음으로 걷기

4. 안짱걸음으로 걷기

5. 터벅터벅 걷기

6. 스마트폰을 한쪽 어깨에 받치고 통화하기

7. 스마트폰으로 통화하면서 무거운 가방을 어깨에 메고 하이힐 신고 걷기(최악의
   자세!)

벌어진 골반
&복부근육
갈라짐 현상

임신 중 흔히 복부근육 갈라짐을 경험한다. 복부근육이 좌우로 갈라지며 2개로 분리되는 현상을 말한다. 출산 후 과하게 벌어진 복부근육과 틀어진 골반은 웬만해서는 원래 상태로 돌아가지 않는다. 지방, 노폐물, 군살, 장기 돌출 등이 이러한 빈 공간을 메우며 변형되어 자국으로 남는데 이를 완벽하게 없애는 것이 쉽지 않다.

임신 중 태아의 크기가 커짐에 따라 원활한 출산을 위해 점차 복부 앞쪽의 근육이 좌우로 갈라져 태아의 크기와 비례하여 느슨해진다. 동시에 골반의 좌우 벌어짐이 심해지면서 점점 더 틀어지고 자궁이 내려앉는다. 출산이 임박해지면 태아는 점점 더 자궁 쪽으로 내려오게 되고 이에 따라 복근의 갈라짐은 더욱 심화된다.

출산 후 대부분의 여성들은 윗몸일으키기나 유산소 운동부터 시작한다. 하지만 벌어지고 틀어져 약해진 골반근육과 갈라진 복근, 골반 전만(배가 앞으로 기울어지는 현상)으로 인해 협착된(눌린) 요추(허리)신경 때문에 되레 골반통증과 허리통증만 악화시킬 뿐이다.

출산 후에는 무작정 운동을 하기보다 통증의 근본적인 원인을 하나씩 해결해 나가는 것이 우선이다. 다음의 방법들을 실천하여 건강하고 탄력 있는 복부를 만들어보자.

9개월

3개월

1. 물을 충분히 마신다

몸 속 구석구석에 충분한 수분을 공급하자. 갈라져서 탄력을 잃고 처진 복부근육에 충분한 수분을 공급해주면 온몸의 근육 또한 촉촉해진다. 촉촉한 근육은 탄탄하고 납작한 복부를 만드는 데 효과적이다. 단, 커피와 주스 그리고 콜라는 물이 아니다. 깨끗하고 건강한 물을 종이컵으로 하루에 5~7잔씩 규칙적으로 마시자.

2. 척추를 바로세우고 자세를 곧게 유지한다

아이를 안고 앉아 있을 때, 서 있을 때, TV를 보거나 스마트폰을 볼 때만이라도 허리를 1~5분 이상 펴고 앉아보자. 이러한 습관이 아예 몸에 익어야 한다. 출산한 여성의 근육과 골격 구조는 콘크리트 건물에서 나무집으로 바뀐 격이라 할 수 있다. 이렇게 취약해진 몸으로 비뚤어진 자세로 모유수유를 하고, 무거운 육아가방을 한쪽 어깨로 메고, 다리를 꼰 채로 앉고, 구부정한 자세로 스마트폰을 보면 척추가 점점 등 그런 초가집 모양으로 더욱 악화된다.

구부러진 허리로는 절대 판판한 복부를 얻을 수 없다. 평소 척추를 지탱하는 척추기립근을 곧게 유지하는 바른 자세습관을 들이자. 그러다 보면 자연히 척추기립근이 강화될 것이다.

3. 건강한 식단을 습관화한다

탄력있는 복부를 만들려면 건강한 식사로 복부의 군살을 조절해주는 것이 필수다. 복부비만이 줄게 되면 갈라진 복부 사이의 지방과 노폐물도 줄어든다. 동시에 골반 전만 때문에 장기가 복부로 쏠리는 현상 또한 줄어든다.

하지만 보통은 출산 후에도 임신 때 마구 먹던 나쁜 습관이 몸에 배어 출산 후에도 야식과 기름기 많은 치킨, 족발, 삼겹살(포화지방산 투성이인) 등 복부비만 유발 식습관을 지속하곤 한다. 지금 당장 야식을 중지하고 불포화 지방 식단으로 바꿔라. 단, 서둘지 말고 자신의 식성에 맞는 대체 음식을 찾아서 건강한 식습관으로 바꿔나가자.

개인적으로 삼겹살 대신 오리고기, 보쌈과 치킨 대신에 백숙을 추천한다. 물론 이 세상에 '착한 야식'이란 없다. 그 어떤 음식이라도 모든 야식은 뱃살로 가는 지름길이다. 거창한 목표와 황망한 목표를 지양하고 지금 당장 한 끼 식사를 어떻게 하면 건강하게 먹을 수 있을지에만 집중하자.

4. 무기질, 비타민 등의 필수 영양소 섭취를 철저히 유지한다

마른 논일수록 충분한 거름과 수분을 더 많이 공급해줘야 한다. 임신과 출산을 겪으면서 갈라지고 튼 뱃살과 피부, 순환되지 않는 몸, 약해진 뼈와 인대에는 임신 전보다 훨씬 더 많은 영양 공급이 필요하다.

하지만 몸을 추스를 경황도 없이 육아 전쟁터로 바로 투입된 여성들의 몸과 건강 상태는 참으로 형편없는 것이 현실이다. 몸 속 장기와 뼈 그리고 탄력을 잃은 근육에 필수 영양분을 충분히 공급하자. 튼튼한 뼈를 만드는 데 필수인 칼슘, 비타민, 무기질을 충분히 섭취하자. 영양제보다는 건강한 음식을 통한 섭취가 가장 좋다. 여의치 않을 때는 의사의 도움을 받아 추가적으로 영양제를 섭취하자. 필수 영양소 공급은 건강한 근육 밸런스의 핵심이다.

5. 규칙적인 유산소 운동은 필수다

출산한 지 6~8주 후부터 가벼운 유산소 운동을 시작하자. 가벼운 줄넘기(맨손 줄넘기도 괜찮다), 계단 오르기, 러닝머신에서 빨리 걷기, 가볍게 달리기 등 자신의 체력과 건강 상태에 적합한 가벼운 동작부터 시작하자. 이때 땀이 송글송글 맺힐 정도의, 심장 박동수가 지나치지 않은 선에서 심장이 쿵쿵거릴 정도의 강도로 유산소 운동을 해야 효과적이다. 그래야 배를 감싸고 있는 노폐물과 군살이 줄고 막힌 림프선 및 혈액순환이 현격하게 좋아지면서 복부의 혈액 순환이 원활해진다.

6. 골반과 척추의 심부 코어운동에 힘쓴다

척추기립근과 골반 심부근육 운동처럼 척추와 골반 지탱근육을 강화하는 심부 코어운동을 하자. 몸의 기둥이 튼튼해야 전신의 구조도 곧게 바로 선다. 몸의 기둥인 척추와 골반을 곧고 바르게 만드는 척추 및 골반 코어운동에 집중하자. 출산 후에는 다이어트보다 약해지고 뒤틀린 몸의 구조를 바르게 회복시키는 일이 무조건 첫 번째다. 그 이후에 윗몸일으키기 같은 복부 강화 운동을 하는 것이 좋다. 우선 가벼운 유산소 운동 및 체형 교정 운동 그리고 심부 코어운동부터 추천한다.

7. 벌어진 골반을 교정한다

벌어진 골반을 꽉 조여주는 운동을 통해 좌우 골반을 균형 있게 만들자. 그래야 처지고 약해진 복근을 더욱 손쉽게 탄력적으로 만들 수 있다. 복부 갈라짐 현상은 옷의 고무줄이 늘어난 것과 같다. 한번 늘어난 고무줄은 교체하면 되지만 골반은 교체가 불가능하다. 벌어져 약해진 골반을 축소시키는 것만이 최선이다. 그래야 짱짱한 새 고무줄처럼 탄력적인 복근으로 바꿀 수 있다.

8. 복부와 골반의 근막 조절요법을 시행한다

벌어지고 틀어져 약해진 골반을 꽉 조여 좌우 균형을 잡아준 후에는 골반과 복부 주변을 감싸는 근막(Myofascial)을 판판하게 펴주자. 쭈글쭈글해진 옷은 이런저런 방법 중 뭐니뭐니해도 다림질하는 것이 가장 확실하다. 탄력을 잃어 쭈글쭈글해진 복부도 마찬가지다. 탄력을 잃고 흘러내리는 복부를 판판하게 만드는 데는 복부 근막의 근육 관리가 제일 확실한 방법이다. 연예인들이 출산 후 단기간에 리즈 시절의 몸매로 돌아가는 비결이기도 하다.

Q   출산 후에는 왜 골반이 틀어질까요?

A   임신 중 급격히 불어난 체중과 나쁜 자세로 인해 좌우 골반이 틀어지게 됩니다.
또한 아이를 출산할 때 골반과 치골이 과하게 벌어지면서 틀어지기 때문에 골반의
불균형은 산모들이라면 한번쯤은 필수로 겪게 되는 증상입니다. 심한 경우 마디마디
연결된 고관절이 느슨해지면서 틀어져 한쪽 다리 길이가 짧아지고 이 때문에 걸음걸
이가 변형되기도 합니다.

Q   산후 골반 교정으로 예전 몸매로 돌아갈 수 있을까요?

A   네, 가능합니다. 임신과 출산으로 인해 벌어지고 틀어진 골반은 하체비만과 하
체부종, 엉덩이, 허벅지, 복부 처짐의 원인이 됩니다. 동시에 임신 중의 과도한 체중
하중으로 인해 구부정한 거북목, 팔자걸음, 오다리로 변형되는 등 전신 불균형의 원
인이 됩니다. 골반 교정 운동을 통해 이러한 문제들을 해결할 수 있습니다. 힘들겠지
만 꾸준히 노력하면 출산 전의 아름다운 몸매로 돌아갈 수 있습니다.

Q   산후 골반 교정을 언제 받는 것이 가장 효과적일까요?

A   산모의 몸 상태에 따라서 산욕기가 끝난 4~6주 이내에 시작하는 것이 가장 좋
습니다. 특히 출산 후 물컹거리는 골반 뼈가 어긋나며 굳기 시작하기 전인 출산 후
3~6개월까지가 골반을 바로잡을 수 있는 가장 적절한 시기입니다.

Q 골반 교정으로 하체비만을 해결할 수 있나요?

A 네, 가능합니다. 하체비만은 좌우 골반의 틀어짐이 가장 큰 원인입니다. 무작정 굶기 혹은 식이요법 다이어트나 러닝머신에서 뛰기만 하는 유산소 운동으로는 결코 해결되지 않습니다. 틀어진 골반을 바로 교정하면 막힌 신체의 구조가 정돈되면서 지방과 노폐물의 흐름이 원활해집니다. 그럼으로써 궁극의 하체 다이어트 효과를 볼 수 있습니다.

Q 어떤 방식으로 교정하나요?

A 틀어진 골반은 엉덩이의 좌우 근육을 비대칭으로 만듭니다. 한쪽의 골반은 약해지고, 다른 한쪽은 과도하게 **뻑뻑**해집니다. 양쪽 다리의 길이가 달라지고 허벅지 앞쪽과 뒤쪽의 근육도 비대칭으로 불균형해집니다. 이러한 비뚤어진 골반으로 인한 골반과 하체 근육의 비대칭 상태에 맞게 맞춤 골반 교정 운동을 해줍니다. 그래야 산후 골반 교정 다이어트에 확실한 효과를 볼 수 있습니다.

Q 육아만 하는 데도 너무 벅차서 운동할 시간도, 정신적, 육체적 여유도 없습니다. 어떻게 하면 될까요?

A 평소 사무실이나 집에서 짬짬이 한 동작씩 가볍게 해보세요. 전쟁 같은 육아로 인해 자신의 몸을 돌볼 틈이 없다고 하소연하는 여성들이 많습니다. 하지만 아이도 중요하지만 자신의 몸을 좀 더 소중히 돌봐야 행복한 육아도 가능합니다. 빠른 시일 내에 몸을 제자리로 돌려놓지 않으면 아이를 낳은 후 약해져 틀어진 골반은 더욱더 벌어지고 느슨해진 채 제 자리를 못 잡고 그대로 굳게 됩니다.

사실 이미 어긋난 채 굳어버린 골반과 고관절, 하체 무릎, 발목 관절은 단기간에 제대로 된 골반 교정 다이어트 효과를 보기 힘듭니다. 오히려 산후풍과 골반 통증만 더 악화시킬 뿐입니다. 출산 후 몸을 어느 정도 추스른 후 바로 골반 교정 운동을 시작하는 것이 가장 효과적입니다.

Q 걸을 때마다 골반에 통증이 느껴져요. 교정을 받으면 나아질 수 있나요?

A 네, 이런 증상은 골반 교정을 받게 되면 통증이 현저히 감소됩니다. 산후 골반 비대칭은 한쪽 다리가 짧아지는 다리 길이 비대칭 현상을 유발시켜 좌골신경통(척추 디스크), 척추측만증, 전신 비대칭으로 이어지는 것이 일반적인 패턴입니다. 걸을 때 생기는 골반 통증의 경우 골반의 좌우 장골(Ilieum)이 서로 뒤틀려 연결된 고관절이 동시에 약해지면서 틀어져 발생하는 증상일 수 있습니다. 골반이 틀어지면서 허리뼈를 관통하는 척추신경(요추신경)이 압박되어 골반 한쪽에 통증이 생기는 것이죠.

Q 임신 후 생긴 팔자걸음도 교정할 수 있나요?

A 보통 팔자걸음은 틀어진 골반과 고관절, 오다리와 휜 다리의 영향으로 만들어지는 경우가 대부분입니다. 임신 전에는 안 그랬는데 아이를 낳고 난 후 갑자기 팔자걸음이 됐다면 임신과 출산으로 인해 벌어진 골반과 급격히 불어난 체중 때문입니다. 골반 교정 운동으로 좌우 골반의 균형을 잡아주면 서서히 정상적인 일자걸음으로 고칠 수 있습니다.

Q 산후 골반 교정은 기간이 얼마나 걸리나요?

A 보통 3~6개월 정도의 시간이 소요됩니다. 단, 심한 산후풍과 팔다리 저림의 척추통증 증상이 있을 경우에는 시간이 좀 더 소요될 수 있습니다. 아이를 낳은 후 골반 교정 운동을 빨리 시작할수록 훨씬 드라마틱한 효과를 얻을 수 있습니다. 이때 교정 기간은 모든 질병 치료와 마찬가지로 현재의 상태에 비례하여 각각 상이할 수 있습니다.

Q 한번 넓어진 골반을 아기를 낳기 전처럼 원래대로 되돌릴 수 있을까요?

A 골반 교정 운동을 통해 골반을 지탱하는 근육을 강화하고 틀어진 부위를 바로 잡으면 임신 전의 반듯한 몸매로 되돌릴 수 있습니다. 힘들지만 조금이라도 꾸준히 습관적으로 하는 것이 중요합니다. 그러다 보면 점차 골반 밸런스가 잡히고 자연히 넓어진 골반도 제자리를 찾게 될 것입니다.

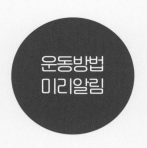

운동방법
미리알림

운동 횟수는 잘 안 되는 방향과 잘 되는 방향을 2:1의 비율로 실시한다. 즉 잘 안 되는 방향을 10회 했다면, 잘 되는 방향은 5회만 한다.

마찬가지로 동작을 했을 때 힘든 방향과 덜 힘든 방향 역시 2:1의 비율로 실시한다. 또 뻣뻣한 방향과 덜 뻣뻣한 방향 역시 같은 비율로 동작을 취

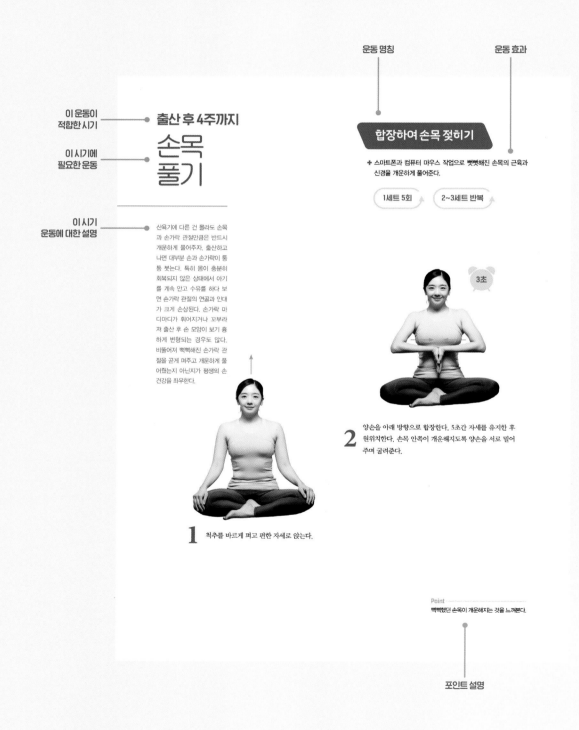

운동 명칭

운동 효과

이 운동이
적합한 시기

● 출산 후 4주까지

이 시기에
필요한 운동

● 손목
풀기

이 시기
운동에 대한 설명

산욕기에 다른 건 몰라도 손목과 손가락 관절만큼은 반드시 개운하게 풀어주자. 출산하고 나면 대부분 손과 손가락이 퉁퉁 붓는다. 특히 몸이 충분히 회복되지 않은 상태에서 아기를 계속 안고 수유를 하다 보면 손가락 관절의 연골과 인대가 크게 손상된다. 손가락 마디마디가 휘어지거나 꼬부라져 출산 후 손 모양이 보기 흉하게 변형되는 경우도 많다. 비뚤어져 뻑뻑해진 손가락 관절을 곧게 펴주고 개운하게 풀어줬는지 아닌지가 평생의 손 건강을 좌우한다.

합장하여 손목 젖히기

✛ 스마트폰과 컴퓨터 마우스 작업으로 뻣뻣해진 손목의 근육과 신경을 개운하게 풀어준다.

[1세트 5회] [2~3세트 반복]

3초

2 양손을 아래 방향으로 합장한다. 5초간 자세를 유지한 후 원위치한다. 손목 안쪽이 개운해지도록 양손을 서로 밀어주며 굴려준다.

1 척추를 바르게 펴고 편한 자세로 앉는다.

Point
뻑뻑했던 손목이 개운해지는 것을 느껴본다.

포인트 설명

하면 된다.

좌우 동일하게 운동을 실시했을 때 어느 한쪽이 잘 안 되거나 힘들거나 뻣뻣하다면 이는 문제가 있다고 판단할 수 있다. 따라서 그 방향은 좀 더 많이 풀어주어야 교정이 되기 때문에 2배 많이 운동을 실시한다.

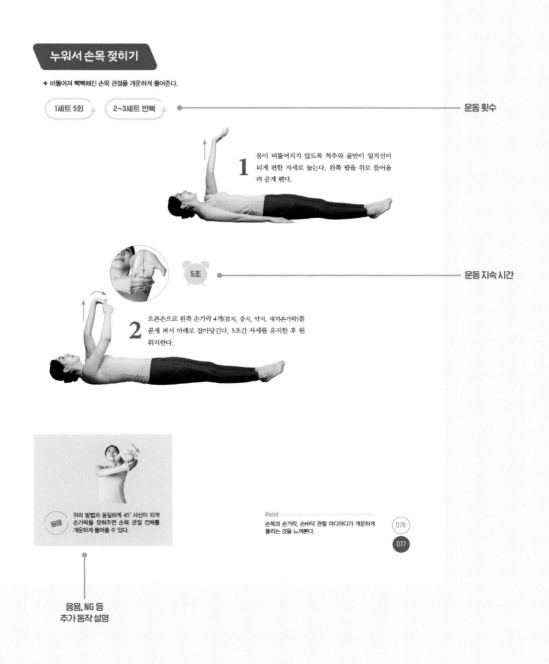

누워서 손목 젖히기

✚ 비틀어져 뻑뻑해진 손목 관절을 개운하게 풀어준다.

[1세트 5회] [2~3세트 반복] ─────────────────── 운동 횟수

1 몸이 비틀어지지 않도록 척추와 골반이 일직선이 되게 편한 자세로 눕는다. 왼쪽 팔을 위로 들어올려 곧게 편다.

[5초] ─────────────────── 운동 지속 시간

2 오른손으로 왼쪽 손가락 4개(검지, 중지, 약지, 새끼손가락)를 곧게 펴서 아래로 잡아당긴다. 5초간 자세를 유지한 후 원위치한다.

[응용] 위의 방법과 동일하게 45° 사선이 되게 손가락을 젖혀주면 손목 관절 전체를 개운하게 풀어줄 수 있다.

응용, NG 등
추가동작 설명

Point
손목과 손가락, 손바닥 관절 마디마디가 개운하게 풀리는 것을 느껴본다.

076
077

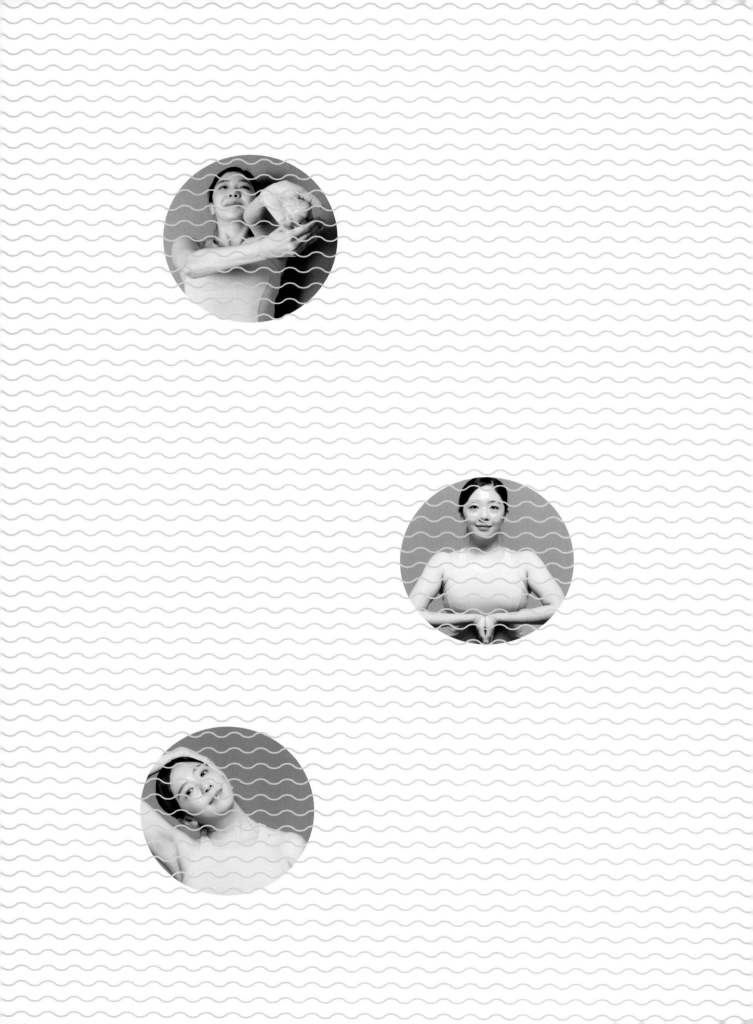

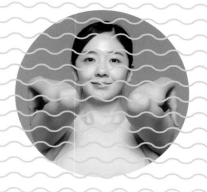

PART 02

골반
교정 운동

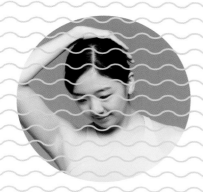

Chapter

산욕기 운동

출산 후 4주까지

산욕기에 몸을 제대로 관리하지 않으면 나이 들어서까지 평생 고생한다. 일단 전신의 기초 관절부터 충분히 풀어줘야 한다. 10개월간 과도하게 불어난 체중 하중과 출산을 위해 급작스럽게 이완된 목, 척추, 골반, 무릎, 발목 그리고 전신의 약해진 관절, 연골, 늘어난 근육, 뻣뻣해진 인대를 개운하게 풀어주자.

출산 직후 여성의 몸은 임신 전의 체형으로 돌아가기 위한 회복시계가 작동되기 시작된다. 단, 인위적으로 태엽을 감아줘야 시계가 원활하게 움직이는 이치다. 만일 이 신체 회복시계가 멈추거나 더디면(태엽을 감지 않거나 약하게 감으면) 몸의 근·골격 및 장기 등의 건강에 이상신호가 발생한다. 임신 전의 몸으로 되돌리는 회복과정에 힘쓰지 않으면 남은 생애 동안 평생 산후풍과 조기 관절 노화로 고생할 수밖에 없다.

출산 후 전신의 기초 관절을 풀어주는 운동은 온몸의 관절을 구석구석 이완시켜 몸을 한결 개운하게 만들어준다. 또한 출산 후 저하된 체력 회복을 보다 빠르게 도와준다. 산욕기의 전신 기초 관절 풀기 운동은 보통은 체력적으로 큰 무리가 없다. 하지만 개인마다 출산 후 몸과 건강회복 상태에 차이가 있으므로 이 책에서 소개하는 관절운동을 할 수 없을 정도의 몸 상태이거나 운동 후 통증이 심하게 유발된다면 운동 전 혹은 직후에 담당 산부인과 전문의와 상의해볼 것을 권한다.

손목
풀기

산욕기에 다른 건 몰라도 손목과 손가락 관절만큼은 반드시 개운하게 풀어주자. 출산하고 나면 대부분 손과 손가락이 퉁퉁 붓는다. 특히 몸이 충분히 회복되지 않은 상태에서 아기를 계속 안고 수유를 하다 보면 손가락 관절의 연골과 인대가 크게 손상된다. 손가락 마디마디가 휘어지거나 꼬부라져 출산 후 손 모양이 보기 흉하게 변형되는 경우도 많다. 비뚤어져 뻣뻣해진 손가락 관절을 곧게 펴주고 개운하게 풀어줬는지 아닌지가 평생의 손 건강을 좌우한다.

합장하여 손목 젖히기

✚ 스마트폰과 컴퓨터 마우스 작업으로 뻣뻣해진 손목의 근육과 신경을 개운하게 풀어준다.

1세트 5회 | 2~3세트 반복

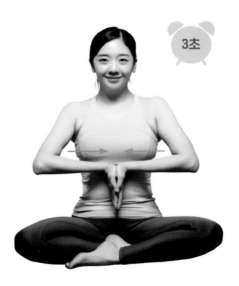

3초

2 양손을 아래 방향으로 합장한다. 5초간 자세를 유지한 후 원위치한다. 손목 안쪽이 개운해지도록 양손을 서로 밀어주며 굴려준다.

1 척추를 바르게 펴고 편한 자세로 앉는다.

Point ─────
뻣뻣했던 손목이 개운해지는 것을 느껴본다.

누워서 손목 젖히기

✚ 비뚤어져 뻑뻑해진 손목 관절을 개운하게 풀어준다.

1세트 5회 ⌃   2~3세트 반복 ⌃

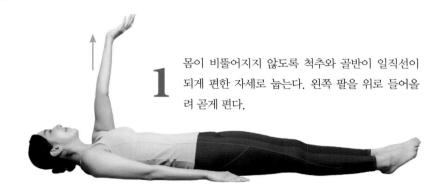

1 몸이 비뚤어지지 않도록 척추와 골반이 일직선이 되게 편한 자세로 눕는다. 왼쪽 팔을 위로 들어올려 곧게 편다.

5초

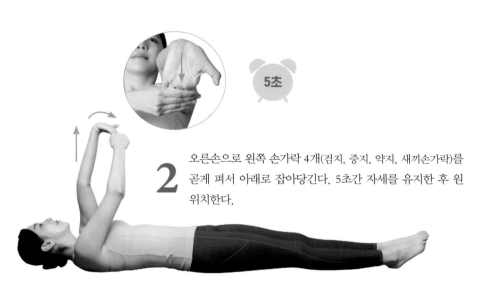

2 오른손으로 왼쪽 손가락 4개(검지, 중지, 약지, 새끼손가락)를 곧게 펴서 아래로 잡아당긴다. 5초간 자세를 유지한 후 원위치한다.

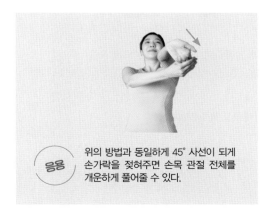

응용 위의 방법과 동일하게 45° 사선이 되게 손가락을 젖혀주면 손목 관절 전체를 개운하게 풀어줄 수 있다.

Point
손목과 손가락, 손바닥 관절 마디마디가 개운하게 풀리는 것을 느껴본다.

출산후 4주까지
굳은 목 풀기

10개월간 임신과 출산으로 인해 변형된 일자목, 거북목, 뻣뻣해진 목 관절을 개운하게 풀어준다. 이를 통해 군살 없는 매끈한 목 라인을 만들 수 있다.

✚ 뻣뻣한 목과 어깨가 개운하게 풀어지며, 목 라인이 매끈하게 정돈돼 목이 길어 보이는 효과가 있다.

1세트 5회   2~3세트 반복

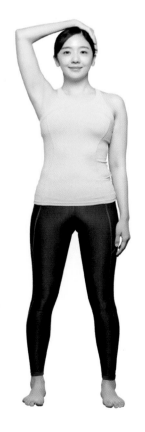

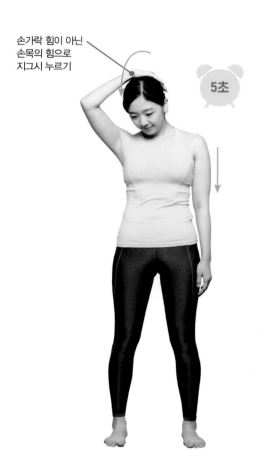

손가락 힘이 아닌 손목의 힘으로 지그시 누르기

5초

1 다리를 어깨너비로 벌리고 오른손을 들어 정수리를 지나 왼쪽 귀를 손바닥으로 감싼다.

2 손목과 팔꿈치의 힘으로 45°가 되게 목을 지그시 아래로 누른다. 좌측 어깨가 올라가지 않도록 아래로 내린다. 5초간 자세를 유지한 후 원위치한다. 반대쪽도 똑같이 반복한다.

옆목 스트레칭

✚ 뻣뻣한 목과 어깨가 개운하게 풀어지며, 목이 길어 보이는 효과가 있다.

1세트 5회 ↗   2~3세트 반복 ↗

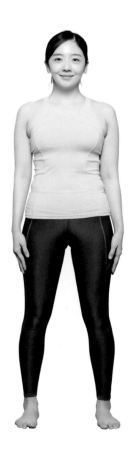

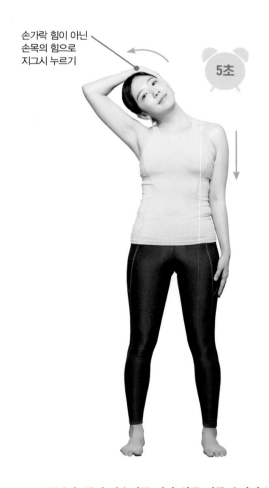

손가락 힘이 아닌
손목의 힘으로
지그시 누르기

5초

1 다리를 어깨너비로 벌리고
바른 자세로 선다.

2 오른손을 들어 정수리를 지나 왼쪽 귀를 손바닥으로 감싼다.
손가락이 아닌 손목의 힘으로 지그시 오른쪽으로 누른다. 동
시에 좌측 어깨를 아래로 내린다. 5초간 자세를 유지한 후 원
위치한다. 반대쪽도 똑같이 반복한다.

Point ―――――――――――――
사선 방향으로 비뚤어지게 누르면 안 된다.

출산 후 4주까지

굳은
어깨 풀기

장기간의 임신과 출산으로 인해 어깨관절은 뚝뚝 소리가 나고 뻑뻑하게 굳는다. 이를 방치하면 결국 어깨관절 퇴행으로 악화된다. 구부정해져 뻑뻑해진 어깨관절을 개운하게 풀어보자.

어깨 돌려 풀기

✚ 경직된 어깨근육을 풀어주어 유연하게 만들어준다.

1세트 5회   2~3세트 반복

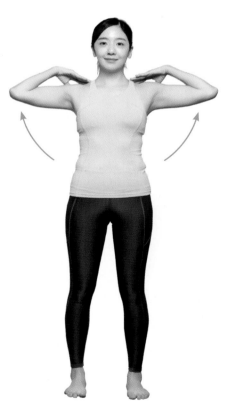

1 척추를 바르게 하고 선다.
양손을 어깨 위에 놓는다.

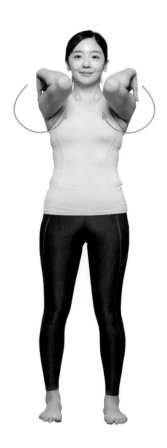

2 양쪽 어깨관절을 시계 방향으로 5회 돌려준다.

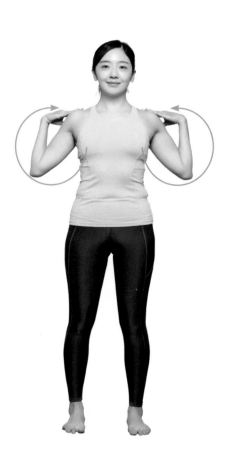

3 시계 반대 방향으로 5회 돌려준다.

Point
굳은 어깨관절이 부드럽게 풀리는 것을 느껴본다.

팔은 당기고 몸통은 돌리며 어깨 풀기

✚ 틀어지고 뻣뻣해진 어깨근육, 등근육, 척추근육을 개운하게 풀어준다.

1세트 5회 2~3세트 반복

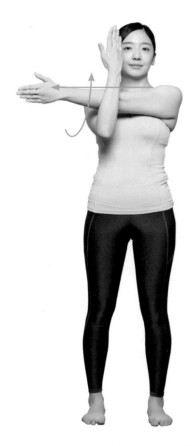

1 척추를 바르게 하고 선다. 왼팔은 팔꿈치가 접히지 않게 곧게 쭉 펴고, 오른팔은 90°로 접는다.

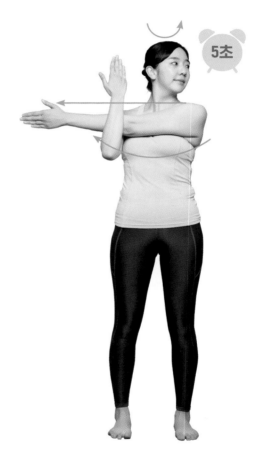

5초

2 오른팔을 몸쪽으로 당기면서 고개는 왼쪽으로 돌려준다. 어깨와 몸이 움직이지 않을 때까지 지그시 계속 돌려준다. 5초간 자세를 유지한 후 원위치한다. 반대쪽도 똑같이 반복한다.

Point
뻣뻣한 어깨와 틀어진 척추가 개운하게 스트레칭된다.

굳은
등풀기

구부러지고, 좌우가 휘어지며,
뻑뻑하게 굳은 척추 마디마디
의 근육과 인대를 개운하게 풀
어준다.

상체 숙여 360° 회전하기

✚ 척추기립근 부위에 강력한 자극을 가하는 운동으로서 등에 쌓인 군살이
매끈하게 정돈된다.

1세트 5회   2~3세트 반복

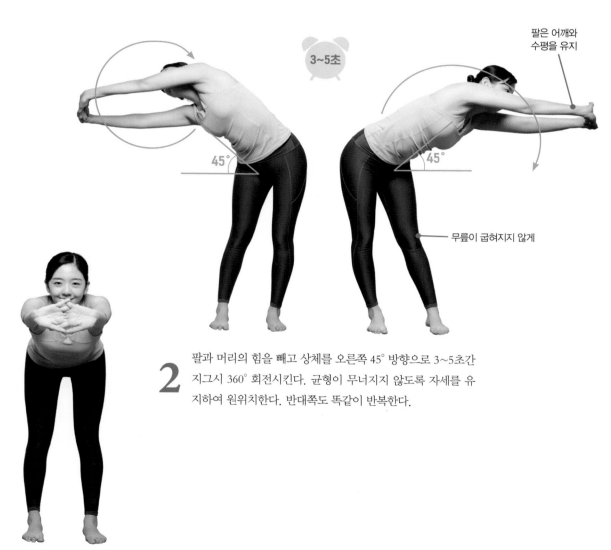

3~5초

팔은 어깨와
수평을 유지

45°   45°

무릎이 굽혀지지 않게

2 팔과 머리의 힘을 빼고 상체를 오른쪽 45° 방향으로 3~5초간
지그시 360° 회전시킨다. 균형이 무너지지 않도록 자세를 유
지하여 원위치한다. 반대쪽도 똑같이 반복한다.

1 다리를 골반 넓이만큼 벌리고 바른 자세로
선다. 양손은 깍지를 끼고 쭉 펴서 상체를 앞
으로 숙여 등 뒤 근육을 개운하게 풀어준다.

새우등 자세로 경직된 등허리 근육 풀기

✚ 뻣뻣하게 굽은 등허리를 풀어줘 매끈한 등판을 만들어준다.
✚ 굽은 등 교정 및 자세 교정 효과로 키가 커진다.

1세트 5회 ⟳   2~3세트 반복 ⟳

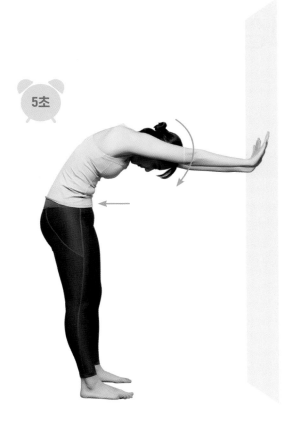

5초

2 턱이 가슴에 닿도록 목을 최대한 앞으로 숙인다.
이때 시선은 배를 보고 등허리를 볼록한 모양이
되게 최대한 새우등이 되도록 등을 들어올린다.
5초간 자세를 유지한 후 원위치한다.

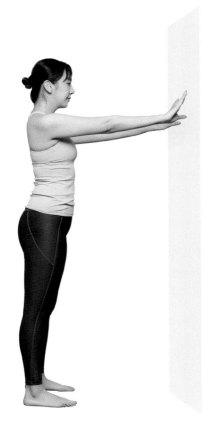

1 다리를 골반 넓이만큼 벌리고 양손을
벽에 붙이고 선다.

굳은 발목 풀기 & 틀어진 발목 교정

발목 돌리기

✦ 경직된 휜 다리의 발목 관절을 시원하게 풀어준다.
✦ 발목에 쌓인 노폐물을 제거해준다.
✦ 발목 관절 가동성 증가로 오래 걸어도 피로감이 덜하다.

1세트 5회   2~3세트 반복

출산 후 발과 발가락이 아프다고 하소연하는 여성들이 의외로 굉장히 많다. 아이를 낳고 미처 발가락까지 신경 쓸 정신이 없어서 한쪽 발 아치가 주저앉아 꺾이면서 엄지발가락이 휘고 변형되었기 때문이다. 비뚤어져 뻑뻑해진 발목관절을 개운하게 풀어주자.

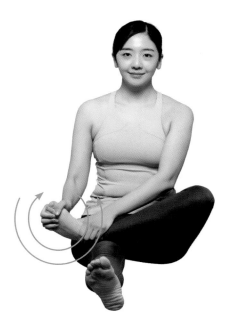

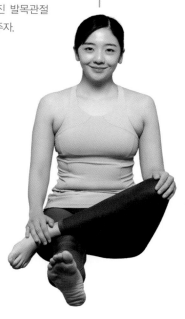

1 척추를 곧게 세우고 두 다리는 쭉 뻗은 뒤 반듯하게 앉는다. 왼쪽 발을 오른쪽 무릎에 올려준다.

2 왼쪽 발목을 왼손으로 지그시 감싸 쥐고 오른손으로 발가락을 잡는다. 발가락을 잡은 오른손을 힘껏 최대한 시계방향으로 원을 그린다는 생각으로 5회 돌려준다. 그리고 나서 반시계 방향으로 5회 돌려준다.

Point
뻑뻑한 발목이 개운하게 풀리는 것을 느껴본다. 이때 균형을 바로 잡고 몸이 기울어지지 않게 바른 자세로 발목을 돌린다.

발바닥 아치 두들기기

+ 긴장된 발바닥 족부근막을 개운하게 풀어준다.
+ 발바닥에 쌓인 노폐물을 제거해준다.
+ 발바닥 족부근막을 이완시켜 발 피로에 효과적이다.

1세트 5회 **2~3세트 반복**

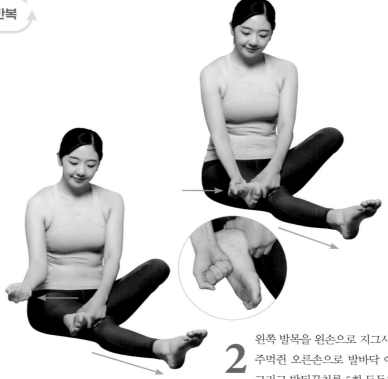

2 왼쪽 발목을 왼손으로 지그시 감싸 쥐고 주먹쥔 오른손으로 발바닥 아치를 5회, 그리고 발뒤꿈치를 5회 두들겨준다.

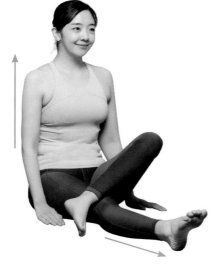

1 척추를 곧게 세우고 두 다리는 쭉 뻗은 뒤 반듯하게 앉는다. 왼발을 오른쪽 무릎에 올린다.

출산 후 4주까지

골반
안정화 &
진정 운동

이 시기에는 온몸의 관절과 인대가 늘어나 약해져 있기 때문에 사소한 불량자세(다리 꼬기, 옆으로 눕기 등) 하나에도 크게 영향을 받는다.
바른 자세습관과 골반 안정화 운동을 통해 관절이 제대로 회복될 수 있도록 힘쓰자. 동시에 소화에 좋은 식사와 충분한 수면, 스트레스를 최소화하는 마인드로 심신을 편하게 유지하자. 그렇게 어느 정도 체력이 회복된 후에 본격적인 골반 다이어트 운동을 시작하는 것이 좋다. 서두르지 말고 저하된 심신을 차분히 회복시켜 나가도록 한다.

복식호흡운동

✚ 전신 이완효과

[1세트 5회] [2~3세트 반복]

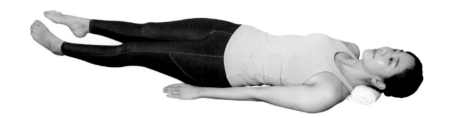

1 몸이 비뚤어지지 않도록 척추와 골반을 바르게 하고 베개를 베고 편한 자세로 눕는다.

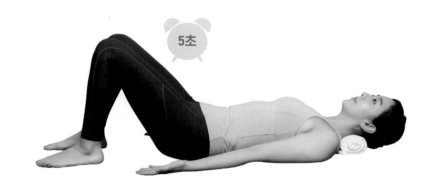

5초

2 양 무릎을 지그시 포개서 구부려 세운다. 두 손을 가볍게 배에 대고 복식호흡을 한다. 배가 나오게끔 코로 숨을 들이마시면서 5초간 정지한 후 천천히 입으로 숨을 뱉으며 호흡을 원위치한다.

Point
복부근육에 긴장이 실리는 것을 느껴본다.

케겔 운동

✚ 골반 안정화

1세트 5회 ▸ 2~3세트 반복 ▸

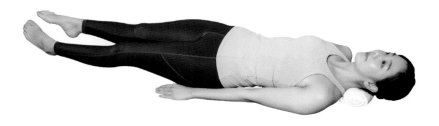

1 몸이 비뚤어지지 않도록 척추와 골반을 바르게 하고
베개를 베고 편한 자세로 눕는다.

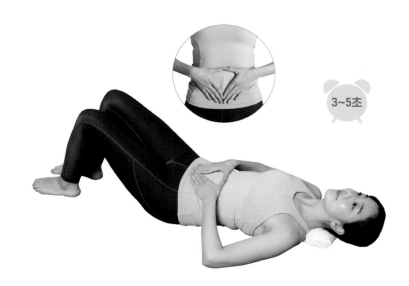

3~5초

2 양 무릎을 포개서 구부려 세운다. 복식호흡에 맞춰 지그시
머리를 든 채 괄약근에 힘을 준다. 3~5초간 자세를 유지한
후 원위치한다.

Point
골반 저면근육에 긴장이 실리는 것을 느껴본다.

골반
안정화&
진정 운동

골반을 위로 말아 올리기

✛ 복식호흡과 같이 하면 더 효과적이다.

1세트 5회 ↑   2~3세트 반복 ↻

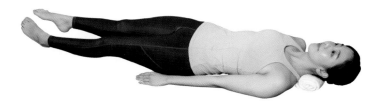

1 몸이 비뚤어지지 않도록 척추와 골반을 바르게 하고
베개를 베고 편한 자세로 눕는다.

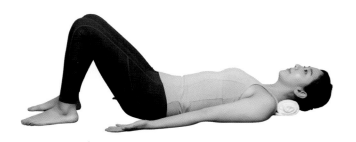

2 양 무릎을 지그시 포개서 구부려 세운다.

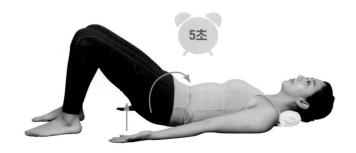

5초

3 복식호흡에 맞춰 골반을 위로 말아올린다는 느낌으로 들어올린다.
5초간 자세를 유지한 후 원위치한다.

Point
복부근육에 긴장이 실리는 것을 느껴본다.

복식호흡에 맞춰 머리 들기

✚ 골반 안정화

(1세트 5회 ↻) (2~3세트 반복 ↻)

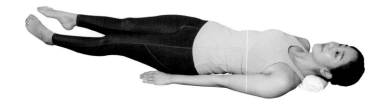

1 몸이 비뚤어지지 않도록 척추와 골반을 바르게 하고
베개를 베고 편한 자세로 눕는다.

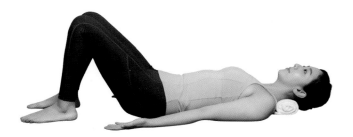

2 양 무릎을 지그시 포개서 구부려 세운다.

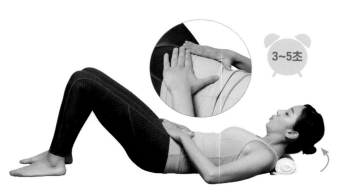

3~5초

3 복식호흡에 맞춰 머리를 바닥에서 지그시 45° 정도 들어올린다.
지그시 머리를 든 채 3~5초간 자세를 유지한 후 원위치한다.

Point
복부근육에 긴장이 실리는 것을 느껴본다. 통증이 심하면
강도를 약하게 한다. 견디기 힘들 정도면 즉시 중지한다.
체력에 맞춰 1회씩 버티는 강도를 늘려나간다.

Chapter

2

틀어진 골반 교정
출산 후 4~6주

출산 후 틀어진 골반을 좌우 수평으로 교정시키는 일은 대단히 중요하다. 노년 건강까지 지대한 영향을 미치는 전신의 균형 잡힌 몸매 그리고 출산 후 허리, 무릎, 발목 등 체중 지탱 관절의 조기 노화 예방을 위해서라도 반드시 골반 교정 운동을 해야 한다.
출산 후, 여성의 좌우 골반은 각각 앞뒤로 틀어지거나 골반 전체가 시계 방향 또는 반시계 방향으로 틀어지게 된다. 그에 따라 보행 시 치마나 바지가 한쪽 방향으로만 계속 돌아가게 된다. 그리고 한쪽 신발만 더 많이 닳는다. 이는 몸의 비대칭 때문이다.
의학적 측면에서 틀어진 골반으로 요추(허리) 척추신경이 척추를 빠져나오다가 눌리면서 척추관협착증, 요추디스크, 좌골신경통, 다리 저림, 다리 마비 증상이 나타난다. 이 책에서 소개하는 골반 교정 운동은 각각의 좌우 골반관절을 개운하게 풀어준다. 그런 후에 비대칭으로 비뚤어진 골반을 바르게 자리잡도록 교정시켜준다. 골반이 원위치로 돌아오면 하체 혈액순환과 림프순환이 원활해져 하체 군살과 다리의 부기가 몰라보게 개선된다.

출산 후 4~6주
굳고
경직된
허리 근육
풀기

유연해야 할 척추 및 허리 주
변의 근육과 비뚤어진 골반근
육이 출산과 더불어 과도하게
뻑뻑하게 경직된다. 그러면서
혈액 순환과 지방 노폐물 순환
이 원활하지 않아 군살이 쌓인
다. 뻣뻣하게 굳은 허리를 개
운하고 매끈하게 풀어보자.

강아지 꼬리 흔들기

+ 비뚤어진 허리를 교정해준다.
+ 허리와 옆구리 군살을 정돈해 매끈한 허리 라인을 만들어준다.
+ 긴장된 좌우 골반을 이완시켜 준다.

1세트 5회   2~3세트 반복

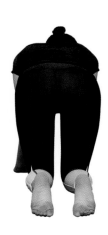

1 엎드려서 손바닥으로 바닥을
짚는다.

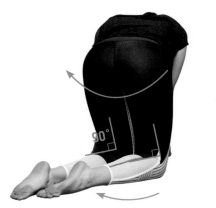 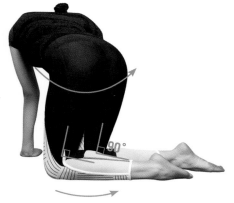

2 골반과 양쪽 다리를 왼쪽, 오른쪽으로 흔든다.
동작을 5회 반복한다.

Point
다리를 흔들 때 골반도 좌우로 같이 흔들어준다.

도넛 모양으로 골반 돌리기

✚ 뻣뻣하게 굳은 골반과 허리, 옆구리를 개운하게 풀어준다.
✚ 옆구리 군살을 제거하여 잘록한 허리 라인을 만들어주는 효과가 있다.

(1세트 5회 ↱)   (2~3세트 반복 ↱)

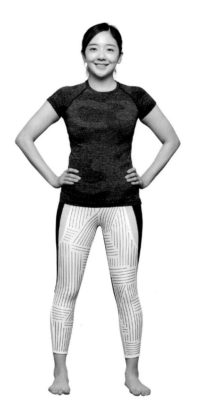
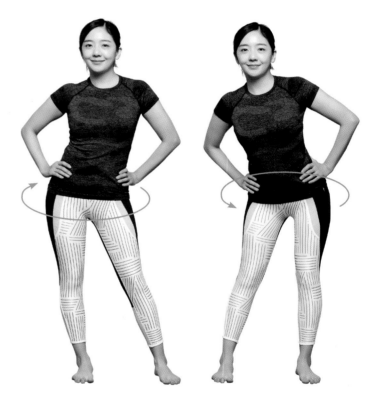

1 옆구리에 손을 올리고 어깨너비만큼 다리를 벌리고 선다. 이때 골반의 힘을 완전히 빼준다.

2 원을 그린다는 느낌으로 골반을 시계 방향으로 5회 가볍게 돌려준다. 반대쪽도 5회 반복한다.

Point
원을 크게 돌려줄수록 골반과 옆구리 군살을 빼는 데 효과적이다.

출산 후 4~6주
굳은 골반 근육 풀기

골반 그네 스윙

+ 골반이 후만되어 척추기립근이 이완됨으로써 허리가 개운해지고 아랫배가 쏙 들어간다.
+ 툭 튀어나온 아랫배를 판판하게 만들어준다.
+ 처진 엉덩이를 볼륨감 있게 만들어준다.

(1세트 5회)   (2~3세트 반복)

비뚤어지고 뻑뻑하게 굳은 골반 주변의 근육과 인대를 개운하게 풀어준다.

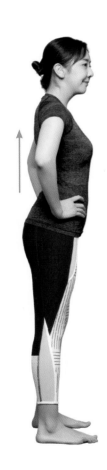

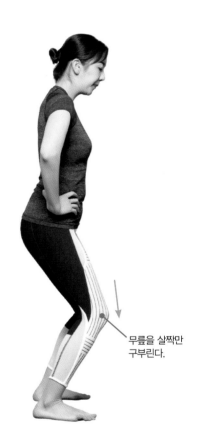

무릎을 살짝만 구부린다.

1 다리를 어깨너비로 벌리고 선다. 상체를 곧게 펴고 발은 일자로 하고, 양손을 골반 위에 올린다.

2 엄지발가락이 살짝 가려질 정도로 무릎을 가볍게 구부린다.

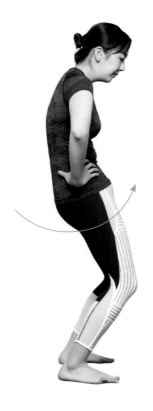

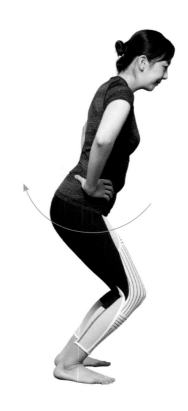

3~5초

3 몸의 긴장을 풀고 힘을 뺀 후 골반을 배꼽 방향으로 잡아당기면서 3~5초간 자세를 유지한다.

4 상체를 살짝 앞으로 젖혀 골반을 뒤로 힘껏 뺀 후 3~5초간 자세를 유지한다.

Point

골반만 앞뒤로 움직이고 상체는 움직이지 않는다. 또한 지나치게 무릎을 구부리면 무릎 통증을 유발 할 수 있으니 유의한다.

출산 후 4~6주

굳은 골반 근육 풀기

골반을 좌우로 올렸다 내렸다 하기

✚ 뻑뻑하게 굳어 있는 골반, 허리, 옆구리를 풀어준다.
✚ 옆구리의 군살을 제거하여 잘록한 허리 라인을 만들어주는 효과가 있다.

1세트 5회   2~3세트 반복

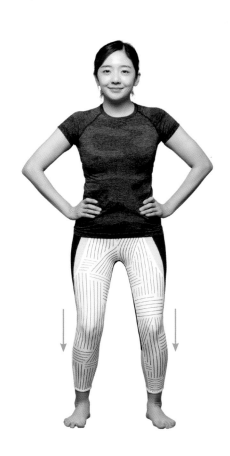

2 엄지발가락이 보이지 않을 정도로
무릎을 가볍게 구부린다.

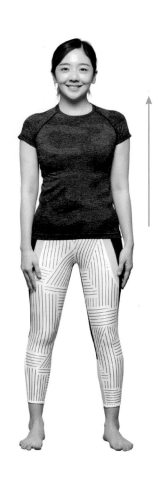

1 상체를 곧게 펴고 양다리를
어깨너비로 벌리고 선다.

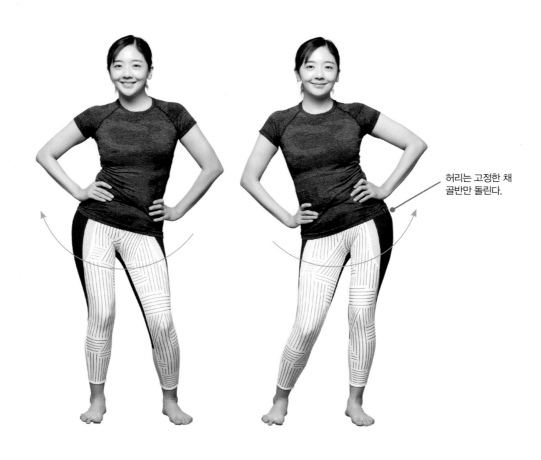

허리는 고정한 채
골반만 돌린다.

3 반원을 그린다는 느낌으로 골반을 좌우로 올렸다 내렸다 한다.
5회 반복한다.

Point
비뚤어진 허리가 교정되면서 뻣뻣한 옆구리 군살이
개운해지는 것을 느껴본다.

출산 후 4~6주
비뚤어진 골반 교정

무릎 모아 골반 비틀기

+ 외복사근 강화, 고관절 스트레칭 효과가 있다.
+ 비틀어진 골반과 허리가 교정되면서 허리가 개운해진다.

1세트 5회   2~3세트 반복

앞뒤 골반 그리고 시계방향 혹은 반 시계 방향으로 어긋나 비틀어진 좌우 골반이 균형 잡히도록 교정한다.

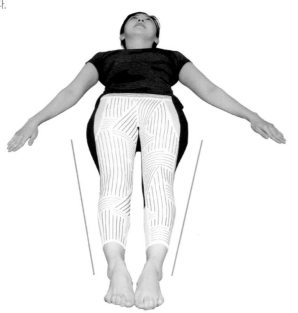

1 척추를 바르게 하고 눕는다.

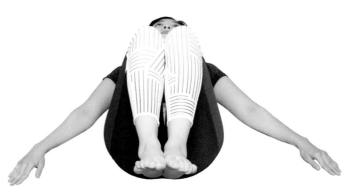

2 양 무릎을 붙이고 90°로 구부린 채 들어올린다.

팔꿈치 고정하고 뒤돌아보기

✚ 뻑뻑한 골반을 개운하게 풀어준다.
✚ 틀어진 허리를 바르게 교정해준다.
✚ 바깥쪽 복부에 힘이 들어가 잘록한 허리를 만들어준다.
✚ 비뚤어진 허리 라인을 대칭으로 만들어준다.

1세트 5회 →   2~3세트 반복 →

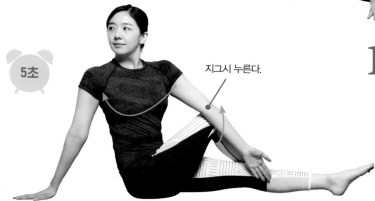

지그시 누른다.

5초

1 허리를 바로 펴고 오른쪽 다리를 꼬아 반대쪽 무릎에 닿게 다리를 세운다.

2 왼쪽 팔꿈치로 오른쪽 무릎을 지그시 밀어주는 느낌으로 상체를 오른쪽으로 비튼다. 이때 시선은 180° 위를 향한다. 최대한 상체를 비튼 상태로 5초간 자세를 유지한 후 원위치한다. 반대쪽도 똑같이 반복한다.

Point

상체를 비틀어 뒤돌아볼 때 자세가 흔들리지 않도록 바닥을 짚은 손은 땅을 민다는 느낌으로, 반대쪽 팔은 무릎을 지그시 눌러주는 느낌으로 중심을 잡는다.

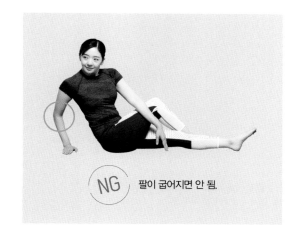

NG 팔이 굽어지면 안 됨.

비뚤어진
골반 교정

+ 뻣뻣한 골반을 풀어준다.
+ 둔근 근육 대칭효과로 비뚤어진 골반을 교정해준다.
+ 비뚤어진 고관절을 교정해준다.

1세트 5회   2~3세트 반복

5초

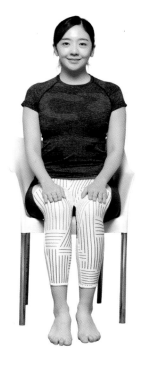

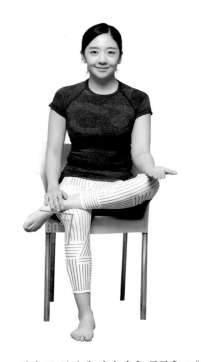

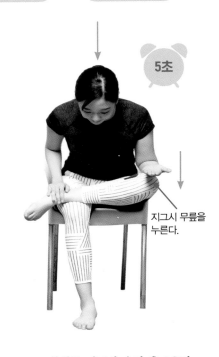

지그시 무릎을
누른다.

1 허리를 바로 펴고 앉는다.

2 의자 끝 부분에 앉아 우측 무릎을 90°로 유지하고 복숭아뼈가 밖으로 나오게 왼쪽 발을 오른쪽 무릎 위에 지그시 올린다.

3 상체를 지그시 숙인 후 5초간 자세를 유지한다. 반대쪽도 똑같이 반복한다.

Point
양손으로 왼쪽 무릎과 발을 지그시 누른다는 느낌으로 중심을 잡아 숙인 자세를 유지한다.

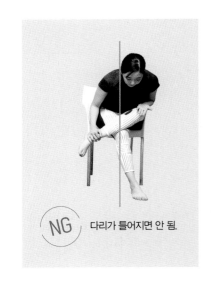

NG 다리가 틀어지면 안 됨.

의자에 앉아서 팔꿈치 고정하고 뒤돌아보기

✚ 뻑뻑한 고관절을 풀어준다.
✚ 바깥쪽 복부에 힘이 들어가 잘록한 허리를 만드는 데 효과적이다.
✚ 비뚤어진 허리 라인을 대칭으로 만들어준다.

1세트 5회   2~3세트 반복

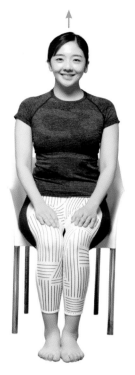

1 허리를 바로 펴고 앉는다.

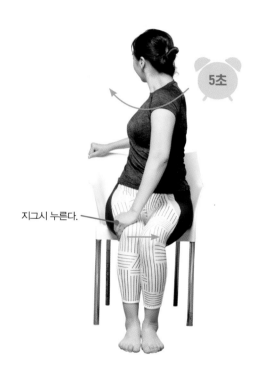

5초

지그시 누른다.

2 오른쪽 손은 의자 등받이를 잡고, 왼쪽 손은 오른쪽 허벅지를 잡아 고정하면서 몸통을 오른쪽으로 비튼다. 이때 시선은 180° 뒤를 바라 본다. 최대한 몸통을 비튼 상태로 5초간 자세를 유지한 후 원위치한다.

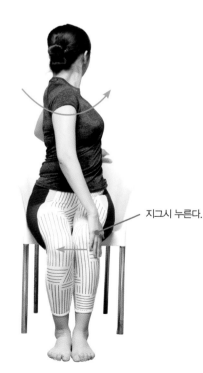

지그시 누른다.

3 반대쪽도 똑같이 반복한다.

Point
뒤돌아볼 때 자세가 고정되도록 손과 팔로 지그시 잡아준다.

Chapter

3

고관절 돌출 교정하기

✚ 보기 싫게 튀어나온 고관절을 안쪽 방향으로 내전시키고 매끈하게
    집어넣어 주는 교정 효과를 얻을 수 있다

✚ 허벅지 앞 근육을 강화시켜주고 다리 라인을 탄력 있게 만들어준다.

1세트 5회 → 2~3세트 반복 →

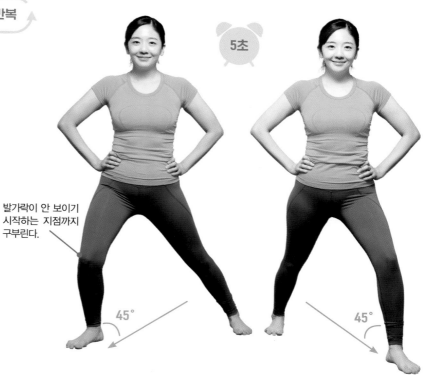

5초

발가락이 안 보이기
시작하는 지점까지
구부린다.

45°   45°

2 오른쪽 다리를 직각에 가깝게 구부리고 왼쪽 다리는 뒤로 쭉 뻗으며
   오른쪽 대각선 앞 방향으로 밀어준다. 5초간 자세를 유지한 후 원위
   치한다. 반대쪽도 똑같이 반복한다.

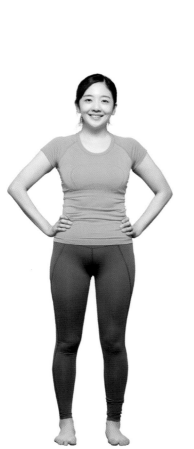

1 다리를 어깨너비로 벌려 선다.

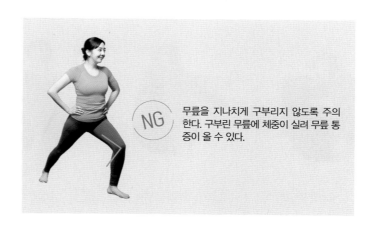

NG   무릎을 지나치게 구부리지 않도록 주의
     한다. 구부린 무릎에 체중이 실려 무릎 통
     증이 올 수 있다.

엉덩이 군살 제거

골반과 하체근육을 강하게 자극하는 운동이다. 순환이 잘 안 되어 덕지덕지 쌓인 엉덩이의 지방 덩어리와 노폐물의 순환을 개선시켜 탄력 있는 골반 라인과 맵시 있는 하체 라인을 만들어준다.

누워서 다리 꼬아 당기기

✚ 뻑뻑한 고관절을 풀어준다.
✚ 뻣뻣한 골반을 풀어준다.
✚ 비틀어진 좌우 골반을 교정해주는 효과가 있다.

1세트 5회 ➔   2~3세트 반복 ➔

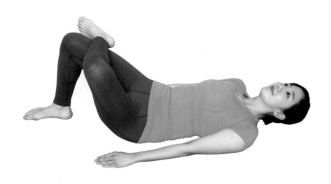

1 양쪽 무릎을 세우고 누운 후 왼쪽 발을 오른쪽 허벅지 위에 올린다.

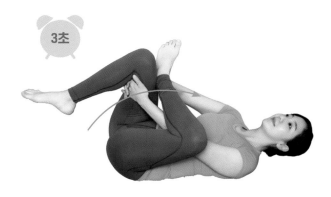

3초

2 다리 사이로 양손을 넣어 무릎 뒤에서 깍지를 끼고 가슴 쪽으로 다리를 잡아당긴다. 3초간 자세를 유지한 후 원위치한다. 반대쪽도 똑같이 반복한다.

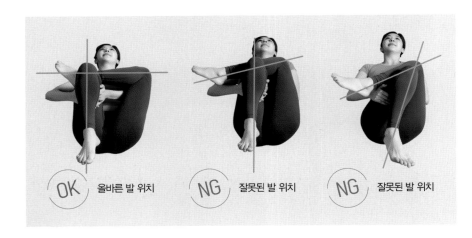

OK 올바른 발 위치   NG 잘못된 발 위치   NG 잘못된 발 위치

Point
양쪽 어깨가 바닥에서 떨어지지 않도록 주의한다. 유연성이 부족한 사람은 너무 무리해서 가슴 쪽으로 잡아당기지 않는다.

발목 잡고 상체 숙이기

+ 뻑뻑하게 굳은 허벅지 안쪽의 내전근 스트레칭 효과가 있다.
+ 굳어있는 허리를 시원하게 풀어주고 척추기립근을 이완시킨다.
+ 느슨하게 벌어진 골반을 꽉 조여주는 골반 교정 효과가 있다.
+ 툭 튀어나온 고관절을 들어가게 만드는 고관절 교정 효과가 있다.

1세트 5회   2~3세트 반복

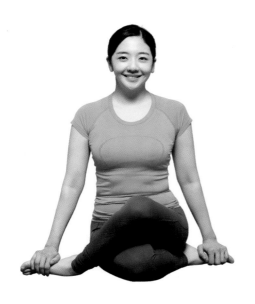

1 척추 라인의 중심을 잡고 양쪽 다리를 교차되게 넘겨 손으로 발바닥을 지그시 눌러서 고정시킨다.

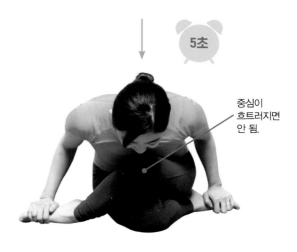

5초

중심이 흐트러지면 안 됨.

2 상체를 앞으로 숙인다. 5초간 자세를 유지한 후 원위치한다. 다리 위치를 바꿔서도 진행한다.

Point
내려가면서 크게 호흡을 쉬고 온몸에 힘을 뺀다.

출산 후 6~8주
처진
엉덩이
교정

골반과 하체근육을 강하게 자극시켜 탄력을 잃고 처진 엉덩이를 업시켜 주고, 탄탄하고 맵시 있는 골반 라인을 만들어준다.

+ 뻑뻑한 고관절을 내회전 및 외회전시켜 시원하게 풀어준다.
+ 허벅지 안쪽을 매끈하고 판판하게 정리해주고 탄력적인 다리 라인을 만들어준다.
+ 복근과 척추기립근 근력을 키워 판판한 복근과 탄탄한 등 라인을 만들어준다

1세트 5회   2~3세트 반복

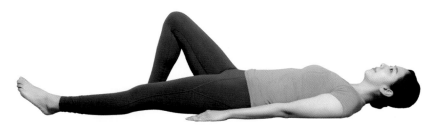

1 바닥에 바르게 누운 후 오른쪽 무릎을 세운다.

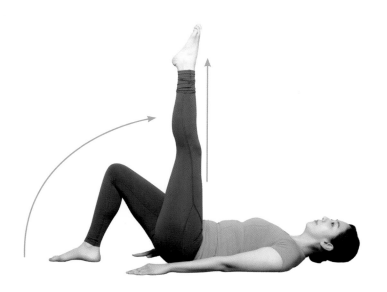

2 왼쪽 다리를 위로 올려준다.

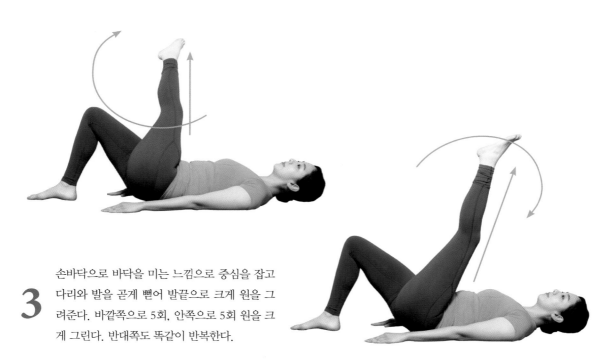

3 손바닥으로 바닥을 미는 느낌으로 중심을 잡고 다리와 발을 곧게 뻗어 발끝으로 크게 원을 그려준다. 바깥쪽으로 5회, 안쪽으로 5회 원을 크게 그린다. 반대쪽도 똑같이 반복한다.

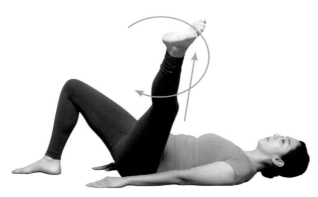

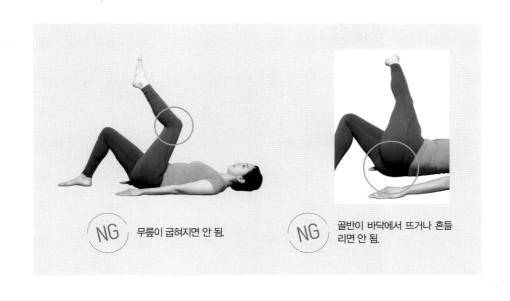

NG 무릎이 굽혀지면 안 됨.

NG 골반이 바닥에서 뜨거나 흔들리면 안 됨.

처진
엉덩이
교정

강아지 다리 들기

✚ 둔근운동(힙업)에 좋고 탄탄한 허리근력 강화에 효과적이다.
✚ 팔과 어깨 근력을 동시에 향상시켜 판판한 등 라인을 만들어주고
　팔뚝 살을 매끈하게 정리해준다.

1세트 5회　　　2~3세트 반복

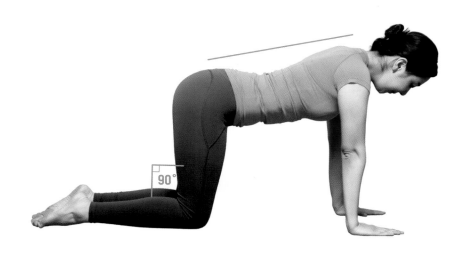

1 무릎을 꿇고 엎드려 등을 곧게 펴서 손바닥으로
바닥을 지탱한다.

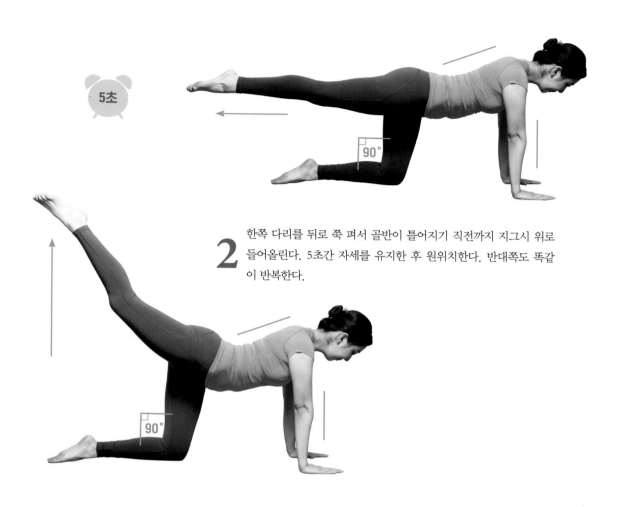

5초

2 한쪽 다리를 뒤로 쭉 펴서 골반이 틀어지기 직전까지 지그시 위로 들어올린다. 5초간 자세를 유지한 후 원위치한다. 반대쪽도 똑같이 반복한다.

90°

90°

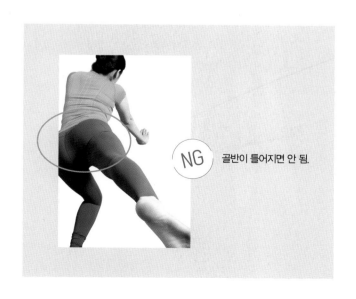

NG 골반이 틀어지면 안 됨.

처진
엉덩이
교정

전갈 꼬리

+ 뒤로 후만된 처진 골반을 전만시켜 골반을 꽉 조여주는 교정 효과가 있다.
+ 처진 엉덩이 근육을 강화시켜 봉긋한 힙업 효과를 준다.
+ 애플 힙 효과로 다리가 길어 보인다.
+ 허벅지 뒤쪽의 햄스트링을 강화시켜 준다.
+ 허리 근력을 향상시켜 일자 허리를 잘록한 S자 허리로 교정해준다.

1세트 5회   2~3세트 반복

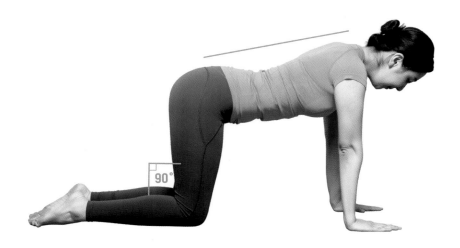

1 무릎을 꿇고 엎드려 허리를 곧게 펴서 손바닥으로
바닥을 지탱한다.

90°

비뚤어진 척추 교정 &
잘록한 허리 만들기
출산 후 8~10주

출산 후 여성들의 허리는 대부분 일자인 비대칭 허리 라인으로 바뀐다. 왜 그럴까?
임신한 여성들은 10개월 동안 과도한 체중을 척추와 두 다리로 지탱해 왔다. 그러다
가 무거워진 몸이 너무 버거워지면 종종 짝다리로 서 있거나, 다리를 꼬는 비대칭 자
세를 취하기 십상이었을 것이다. 그러다 보면 한쪽 골반이 올라가고 반대쪽은 내려
간다. 그리고 척추는 한쪽으로 기울어지면서 틀어진다.

그러면 상체를 숙였을 때 등과 허리가 한쪽이 더욱 튀어나오는 현상과 좌우 가슴의
비대칭, 한쪽 늑골(갈비뼈)이 더욱 돌출되는 신체 비대칭 증상이 유발된다. 결국 옆구
리 부위의 혈액순환이 잘 안 되어 군살이 쌓인다. 비뚤어진 척추와 허리 교정 운동을
통해 좌우 대칭이 균형 잡힌 허리 라인, 군살 없는 옆구리를 만들어보자.

출산 후 8~10주
비뚤어진 척추 교정

한쪽은 일자, 한쪽은 쑥 들어
간 허리인가? 척추 교정 운동
을 통해 비뚤어진 허리 라인의
좌우 대칭을 균형 있게 교정해
주자.

척추 비틀기

+ 뭉치고 뻣뻣한 척추 주변의 근육을 개운하게 풀어준다.
+ 장시간 컴퓨터 사용으로 인해 비뚤어진 척추와 구부정한
  자세를 바르게 교정해준다.

[1세트 5회]   [2~3세트 반복]

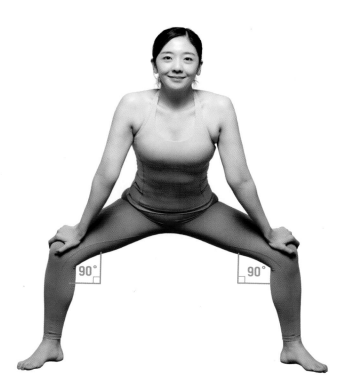

1 척추를 바르게 하고 다리를 어깨너비의 2배 더
벌려 선다. 양손을 무릎 위에 얹은 후 무릎이
직각이 되게 구부려 앉는다.

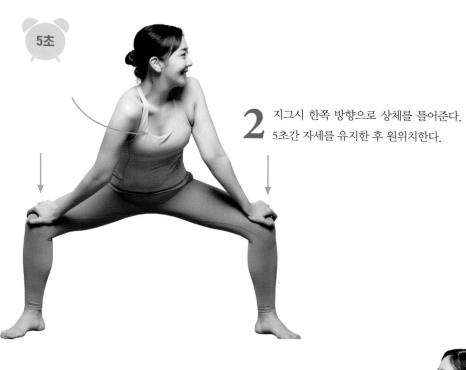

5초

2 지그시 한쪽 방향으로 상체를 틀어준다.
5초간 자세를 유지한 후 원위치한다.

3 반대쪽도 똑같이 반복한다.

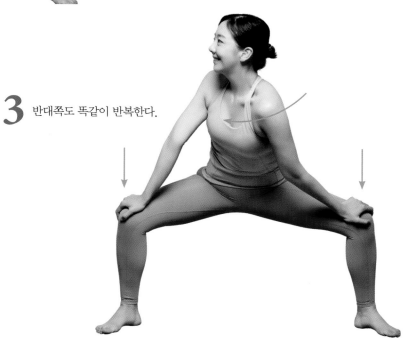

124

비뚤어진
척추 교정

무릎 꿇고 몸통 비틀기

+ 틀어지고 휘어진 척추를 곧게 교정한다.
+ 뻣뻣한 등과 허리를 개운하게 풀어준다.

1세트 5회   2~3세트 반복

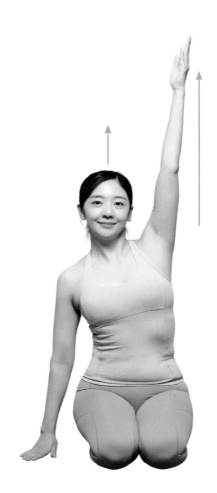

1 상체를 곧게 펴고 무릎을 꿇고 앉는다.

2 왼쪽 팔을 척추를 늘린다는 느낌으로 위로 곧게 뻗는다. 오른손은 바닥을 짚는다.

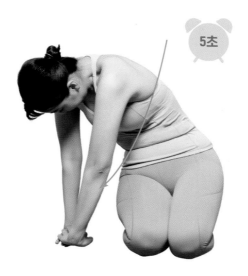

3 뻗은 왼쪽 손을 오른쪽 손 위에 얹고, 머리를 숙이면서 몸통을 동시에 숙여준다. 5초간 자세를 유지한다. 이때 엉덩이를 좌측으로 빼면서 좌측 척추 근육을 최대한 늘려준다. 반대쪽도 똑같이 반복한다.

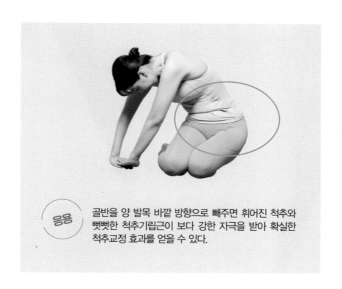

응용 골반을 양 발목 바깥 방향으로 빼주면 휘어진 척추와 뻣뻣한 척추기립근이 보다 강한 자극을 받아 확실한 척추교정 효과를 얻을 수 있다.

Point
등과 허리 근육이 개운해지면서 판판하게 펴지는 것을 느껴본다.

출산 후 8~10주
비뚤어진 척추 교정

팔 벌리고 풍차 돌리기

✛ 굽은 어깨와 구부정한 등을 바로잡아주고 비틀어진 척추를
  교정해준다.
✛ 뭉치고 뻣뻣한 척추 주변의 근육을 개운하게 풀어준다.

1세트 5회   2~3세트 반복

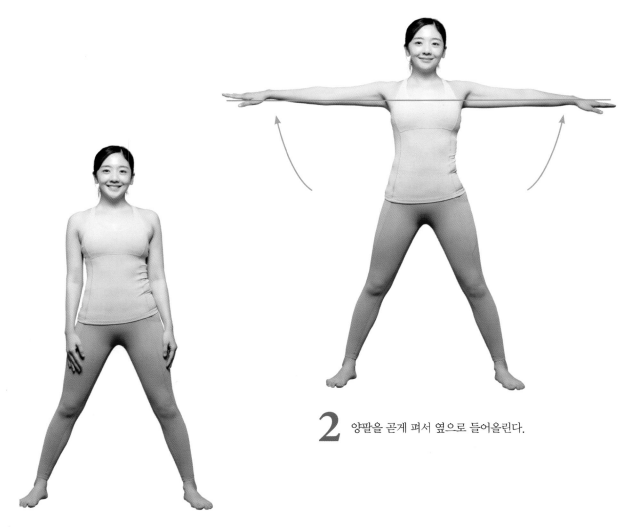

2 양팔을 곧게 펴서 옆으로 들어올린다.

1 양다리를 어깨너비보다 조금 넓게 선다.

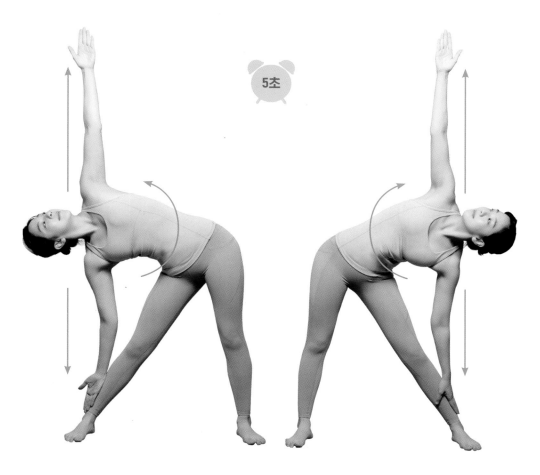

5초

3 오른쪽 손을 왼쪽 다리에 갖다 대면서 상체를 최대한 오른쪽으로 숙인다. 시선은 고개를 최대한 돌려 왼쪽 손끝을 바라본다. 5초간 자세를 유지한 후 반대쪽도 똑같이 반복한다.

Point
굳었던 등, 허리, 옆구리, 다리 전체가 개운하게 스트레칭되는 것을 느껴본다.

비뚤어진 척추 교정

무릎 꿇고 대각선으로 상체와 하체 들기

➕ 척추 코어근육(척추기립근)을 탄탄하게 강화하여 등의 군살을 제거해 매력적인 등 라인을 만들어준다.

➕ 골반 코어근육(둔근)을 강화해 엉덩이 군살을 제거해줌으로써 엉덩이를 탄력적으로 만들어준다.

1세트 5회 ↻   2~3세트 반복 ↻

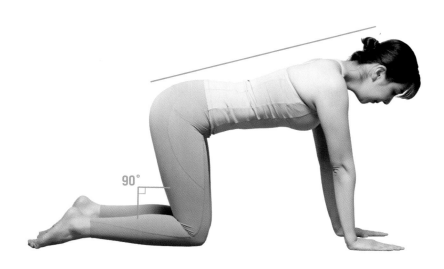

1 무릎을 90°로 꿇고 등을 평평하게 펴서 엎드려 손바닥으로 바닥을 지탱한다.

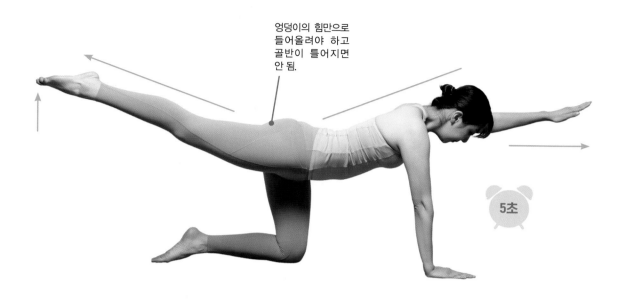

엉덩이의 힘만으로
들어올려야 하고
골반이 틀어지면
안 됨.

5초

2 양팔과 양다리를 엇갈리게 한 쪽씩 동시에 들어올려준다. 지그시 5초간 자세를
유지한다. 반대쪽도 똑같이 반복한다.

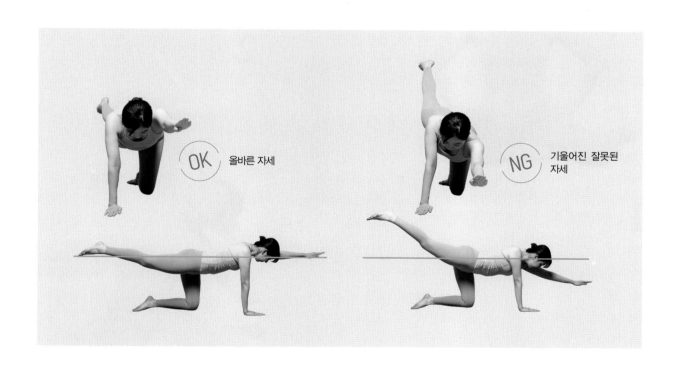

OK 올바른 자세

NG 기울어진 잘못된
자세

Point
등, 허리, 허벅지가 강화되는 동시에 엉덩이가
조여지는 느낌이 든다.

130

옆구리 군살
제거 &
잘록한 허리
만들기

골반 주변의 순환을 원활하게
만들어 허리와 옆구리의 퉁퉁
한 군살을 제거해 매끈한 허리
라인을 만들어준다.

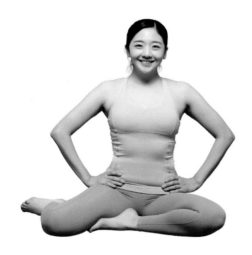

1 양반다리로 바르게 앉았다가 왼쪽 다리를
뒤로 뻗어 접는다. 이때 오른쪽 발바닥이
왼쪽 허벅지에 닿게 한다.

Point
옆구리 유연성이 부족한 사람은 외복사근과 광배근 통증,
골반 유연성이 부족한 사람은 고관절과 장요근 통증을 유
발할 수 있으니 너무 무리하지 않는다.

다리 꼰 오뚝이

✚ 척추기립근, 내외 복사근, 고관절 외회전과 내회전을 강화시켜 준다.
✚ 옆구리 살을 빼준다.

1세트 5회   2~3세트 반복

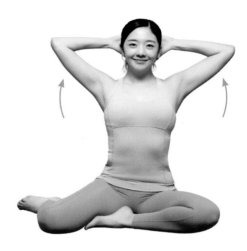

2 머리 뒤쪽으로 양손 깍지를 낀다.

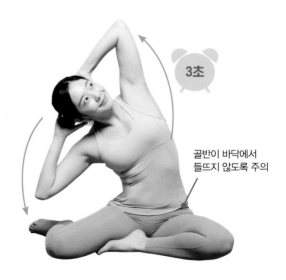

3초

골반이 바닥에서
들뜨지 않도록 주의

3 오른쪽 팔꿈치가 무릎에 닿도록 깊이 내려간다.
3초간 자세를 유지한 후 원위치한다. 반대쪽도
똑같이 반복한다.

벽에 기대어 골반 빼기

✚ 뻣뻣한 허리를 개운하게 풀어준다.
✚ 울퉁불퉁한 옆구리 군살 제거에 효과적이다.
✚ 비틀어진 골반 혹은 뻣뻣한 옆구리 부위를 많이 해줄수록 허리 라인이
   대칭으로 교정된다.

1세트 5회   2~3세트 반복

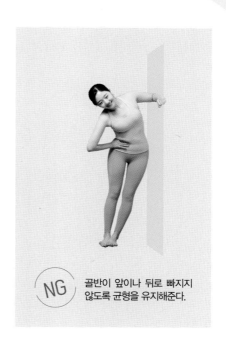

1 벽에서 30cm 정도 떨어져서 팔꿈치를 지면에 수평으로 구부려 기대고 선다.

3~5초

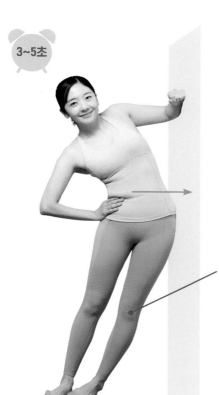

무릎을 구부리지 않아야 골반과 옆구리 군살을 집중적으로 뺄 수 있다.

NG 골반이 앞이나 뒤로 빠지지 않도록 균형을 유지해준다.

2 골반을 옆으로 체중을 실어 기울이며 벽에 옆구리가 닿게 한다. 최소 3초 이상 자세를 유지한 후 원위치 한다. 반대쪽도 똑같이 반복한다.

Point

무릎을 펼수록 옆구리부터 겨드랑이까지 군살이 개운하게 펴진다. 비틀어진 허리가 교정되면서 뻣뻣한 옆구리 군살이 개운해지는 느낌이 든다.

Chapter

5

판판한 복부 만들기 &
돌출된 아랫배 운동
출산 후 10~12주

출산은 여성의 복부를 한없이 약하게 만든다. 퉁퉁한 뱃살이 아래로 처지는 요추(허리)는 앞으로 쏠리면서(전만) 아랫배가 앞으로 돌출된다. 그래서 유독 아랫배가 툭 튀어나온다. 그리고 대장, 소장, 생식기관 등이 같이 아래로 쏠려 골반 내 장기 기능이 저하된다. 이는 요추(허리) 신경을 눌러 척추관 협착, 허리 및 골반 통증을 유발한다. 그래서 소화가 잘 안 되고 변비, 생리불순 등 장기압박으로 고생하게 된다.

복부 교정 운동은 구부러진 요추 구조를 판판하게 펴주며, 약해진 복부근육을 강화시켜 군살 없는 매끈한 복부와 튼튼한 허리를 만들어준다.

돌출된
아랫배 교정

아래로 축 처지면서 튀어나온 아랫배(요추 전만)와 축 늘어진 뱃살을 판판하게 펴줘 매끈한 복부 라인을 만들어준다. 단, 제왕절개 수술을 한 사람 또는 아직 회복이 안 된 사람은 몸에 무리가 가지 않게 강도를 약하게 조절한다. 혹여 통증이 느껴진다면 즉시 운동을 중단한다.

천장 보고 엉덩이 들기

✦ 처진 등, 복부, 어깨, 겨드랑이, 팔뚝 주변의 흐트러진 군살을 잡아주며 탄력을 더해준다.
✦ 골반과 척추를 강화시켜 탄탄하게 자세를 교정시켜준다.
✦ 통통하게 튀어나온 아랫배, 일명 똥배를 확실하게 제거해 준다.

1세트 5회 → 2~3세트 반복 →

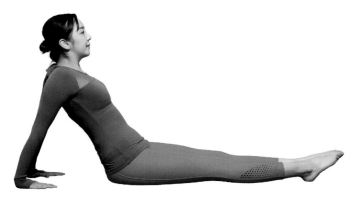

1 다리를 앞으로 쭉 펴고 상체를 뒤로 젖혀 엉덩이 뒤쪽에 양손을 놓는다. 이때 손목이 안쪽을 향해 열게 하고 발가락은 앞쪽으로 최대한 밀어내는 느낌으로 뻗어준다.

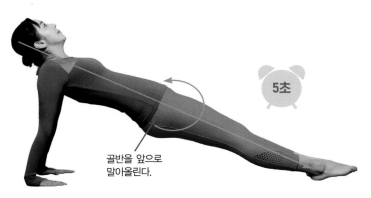

골반을 앞으로 말아올린다.

5초

2 엉덩이를 위로 힘차게 들어올려 하체와 상체를 일직선으로 만들어준다. 이때 시선은 천장을 향한다. 5초간 밸런스를 잡고 자세를 유지한 후 원위치한다.

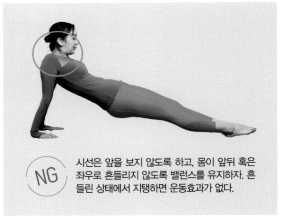

NG 시선은 앞을 보지 않도록 하고, 몸이 앞뒤 혹은 좌우로 흔들리지 않도록 밸런스를 유지하자. 흔들린 상태에서 지탱하면 운동효과가 없다.

Point
복부와 엉덩이, 허벅지가 탄탄해지는 것을 느껴본다.

활 쏘는 자세로 상체 뒤로 젖히기

✚ 군살이 많은 허벅지와 복부를 탄력 있고 판판하게 만들어준다.
✚ 골반 강화 효과로 처진 엉덩이를 업시켜 준다.
✚ 허리근력을 강화시키고, 볼륨 없는 일자 허리를 잘록한 허리 라인으로 만들어준다.
✚ 굽은 어깨, 구부정한 등과 허리를 반듯하게 펴준다.

1세트 5회   2~3세트 반복

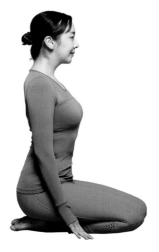

1 허리를 곧게 펴고 무릎을 꿇고 앉는다.

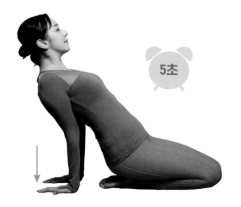

5초

2 상체를 뒤로 젖혀 엉덩이 뒤쪽에 양팔을 놓는다. 이때 손이 바깥쪽을 향해 열리도록 한다. 5초간 자세를 유지한 채 허벅지 앞쪽이 지그시 스트레칭되는 느낌을 느껴본다.

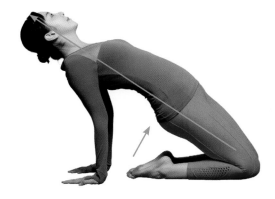

3 골반과 허리를 들어올려 활처럼 휘게 한다. 이때 손바닥과 발등으로 바닥을 밀어낸다는 느낌으로 몸을 지탱하고 시선은 천장을 향한다. 목은 최대한 뒤로 젖혀 허벅지와 뱃살이 스트레칭되는 것을 느껴본다. 1~3번 동작을 5회 반복한다.

Point
손으로 지면을 밀어 허리가 최대한 활처럼 휘게 한다.

복부 군살 제거 & 골반 코어 강화 운동

탄력을 잃은 채 처지고 퍼진 복부근육과 골반 속 척추 코어 근육을 강화시킨다. 이를 통해 탄탄한 복부와 군살 없는 배를 만들 수 있다. 단, 제왕절개 수술을 한 사람 또는 아직 회복이 안 된 사람은 몸에 무리가 갈 수 있으니 강도를 약하게 조절한다. 혹여 통증이 느껴진다면 즉시 운동을 중단한다.

골반으로 상체와 하체 중심 잡기

+ 퉁퉁한 허리와 복부, 옆구리 군살을 확실하게 제거해준다.
+ 골반을 지탱하는 골반 코어근육을 강화시켜, 골반이 틀어지지 않도록 강화시킨다.

> 1세트 5회   2~3세트 반복

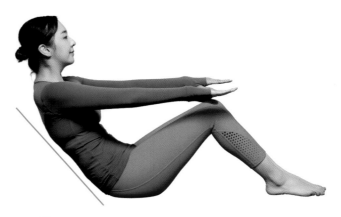

1 상체와 하체가 V자 모양이 되게 밸런스를 잡는다.

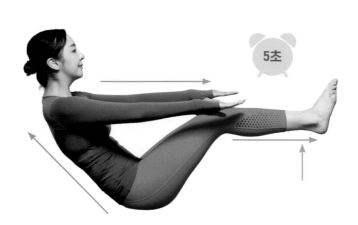

5초

2 복부에 힘을 주고 팔과 발을 지면과 수평이 되게 들어올린다. 골반 밸런스가 깨지지 않도록 균형을 잡은 상태에서 5초간 자세를 유지한다.

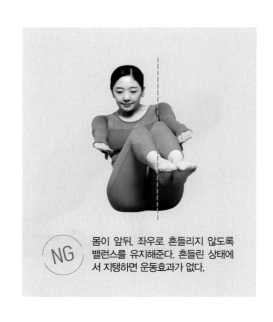

NG 몸이 앞뒤, 좌우로 흔들리지 않도록 밸런스를 유지해준다. 흔들린 상태에서 지탱하면 운동효과가 없다.

Point
팔, 팔꿈치, 복부, 허리, 허벅지가 탄탄하게 강화되는 것을 느껴본다.

엉덩이 들고 한쪽 다리 들어올리기

✚ 탄력 없이 처진 복부와 허벅지 군살을 집중적으로 제거해준다.
✚ 다리 부기를 없애 하체비만에 확실한 효과를 준다.

1세트 5회 ↗   2~3세트 반복 ↗

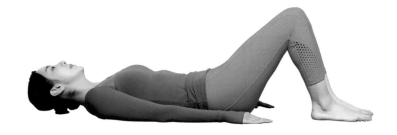

1 바르게 누운 후 양팔을 허리 옆에 내려놓고, 무릎을 구부려 세운다. 이때 시선은 천장을 향한다.

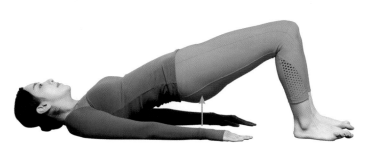

2 엉덩이를 최대한 위로 들어올린다.

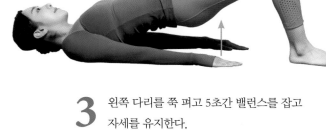

5초

3 왼쪽 다리를 쭉 펴고 5초간 밸런스를 잡고 자세를 유지한다.

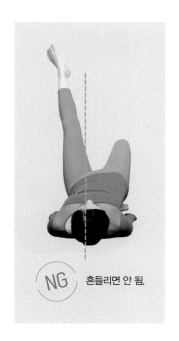

NG 흔들리면 안 됨.

Point
복부와 엉덩이, 허벅지가 탄탄해지는 것을 느껴본다.
몸이 흔들리지 않도록 일직선이 되게 밸런스를 유지한다.

복부
군살 제거 &
골반 코어
강화 운동

누워서 자전거 타기

+ 허벅지 근력을 키워줘 탄력적인 다리 라인을 만들어준다.
+ 엉덩이 근육을 강화시켜 힙업 효과를 준다.
+ 허리근력을 강화시켜 준다.

1세트 5회 ⬆   2~3세트 반복 ⬆

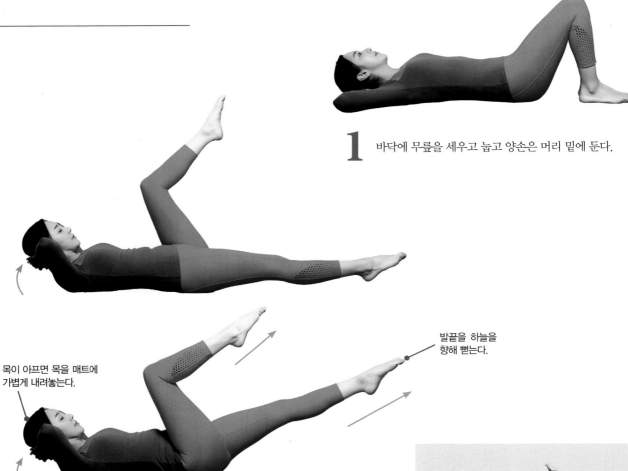

1 바닥에 무릎을 세우고 눕고 양손은 머리 밑에 둔다.

목이 아프면 목을 매트에
가볍게 내려놓는다.

발끝을 하늘을
향해 뻗는다.

2 어깨를 살짝 든 상태에서 한쪽 다리를 들어올려 90°로 구부리고
한쪽 다리는 앞으로 곧게 뻗어준다. 양쪽 다리를 반복해서 뻗어
주며 5회 반복한다.

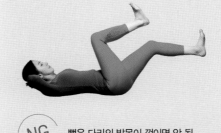

NG 뻗은 다리의 발목이 꺾이면 안 됨.

상체와 하체를 V자로 만들어 몸통 비틀기

1세트 5회   2~3세트 반복

✚ 허리 균형을 잡아주는 동시에 퉁퉁한 등, 허리, 옆구리 군살을 매끈하게 정리해준다.

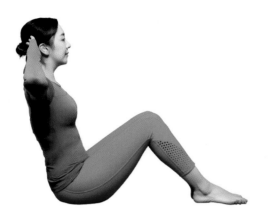

1 양손을 귀 뒤에 갖다 대고 상체와 하체가
V자 모양이 되게 밸런스를 잡아준다.

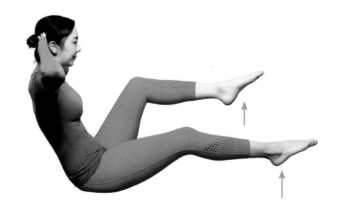

2 두 발을 들어올린다.

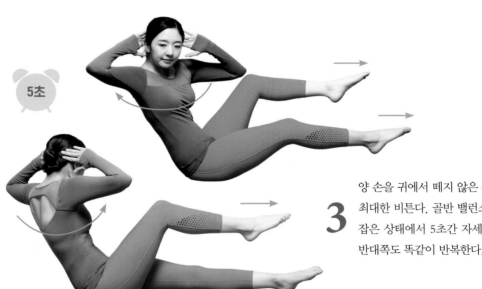

5초

3 양 손을 귀에서 떼지 않은 상태에서 상체를 우측으로
최대한 비튼다. 골반 밸런스가 깨지지 않도록 균형을
잡은 상태에서 5초간 자세를 유지한 후 원위치한다.
반대쪽도 똑같이 반복한다.

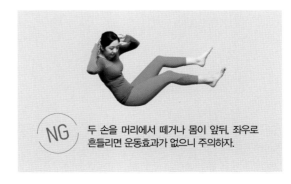

NG 두 손을 머리에서 떼거나 몸이 앞뒤, 좌우로
흔들리면 운동효과가 없으니 주의하자.

복부
군살 제거 &
골반 코어
강화 운동

옆으로 팔꿈치 지탱하여 상체 들기

✚ 옆구리와 허리에 쌓인 노폐물 및 군살을 제거해 잘록한 허리 라인을 만들어준다.
✚ 척추 코어근육(척추기립근)을 강화시켜 척추를 곧고 반듯하게 교정해준다.

1세트 5회 2~3세트 반복

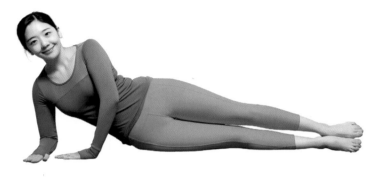

1 오른쪽 팔꿈치로 지탱해서 옆으로 눕는다.

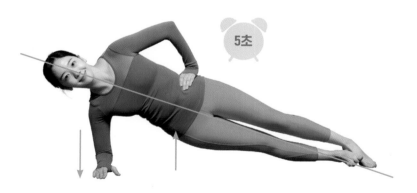

5초

2 왼손을 허리에 가볍게 올린다. 옆구리와 허벅지가 바닥에 닿지 않도록 최대한 힘껏 들어올린다. 몸이 흔들리지 않도록 신경 써서 5초간 자세를 유지한다.

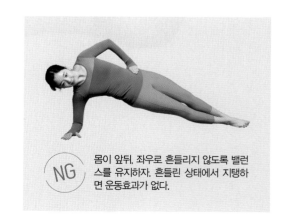

NG 몸이 앞뒤, 좌우로 흔들리지 않도록 밸런스를 유지하자. 흔들린 상태에서 지탱하면 운동효과가 없다.

Point
옆구리, 등, 허리가 곧고 탄탄해지는 것을 느껴본다.

옆으로 팔꿈치 지탱하여 팔 들기

✚ 퉁퉁하고 탄력 없이 처진 옆구리 군살과 등과 허리 군살을 확실하게 제거해 준다.
✚ 척추기립근을 강화시켜 척추를 곧고 반듯하게 교정한다.

1세트 5회 ➔ **2~3세트 반복** ➔

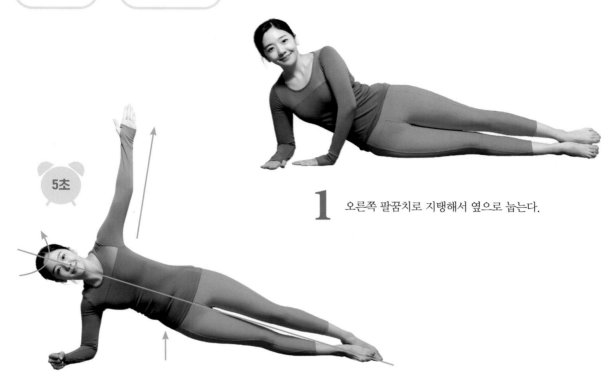

1 오른쪽 팔꿈치로 지탱해서 옆으로 눕는다.

2 오른쪽 팔꿈치로 지탱해서 옆구리와 허벅지가 바닥에 닿지 않도록 최대한 힘껏 들어올린다. 왼팔을 위로 곧게 펴고 몸이 흔들리지 않게 주의하면서 시선은 들어올린 손끝에 둔다. 이대로 5초간 자세를 유지한다.

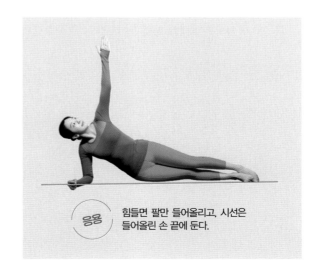

응용 힘들면 팔만 들어올리고, 시선은 들어올린 손 끝에 둔다.

Point
등 근육이 탄탄해지는 것을 느껴본다.

Chapter

6

다리 부종 제거 &
하체비만 다이어트 운동
출산 후 12~14주

골반이 벌어질수록 혈액순환, 림프순환, 노폐물 순환이 막힌다. 그래서 허벅지와 종
아리가 퉁퉁 잘 붓고, 손발이 차가우며, 생리불순이 생기고 소화가 잘 안 되는 체질
이 된다. 다리 부기를 빼주는 하체비만 다이어트 운동을 통해 틀어진 골반 주변의 하
체근육 밸런스를 잡아주면 부종 없는 매끈한 다리를 만들 수 있다.

출산 후 12~14주
다리
부기 제거

툰툰한 종아리에 쌓인 지방과
노폐물을 효과적으로 제거해
군살과 부기 없는 매끈한 다리
라인을 만들어준다.

TA 스트레칭

+ 허벅지 안쪽의 내전근을 탄력 있게 강화시켜 판판한 허벅지 라인으로 만들어준다.
+ 허벅지 뒤쪽과 종아리를 매끈하게 펴줘 곧은 다리 라인을 만들어준다.
+ 종아리 바깥쪽의 튀어나온 군살을 판판하게 펴준다.

1세트 5회 ↗   2~3세트 반복 ↗

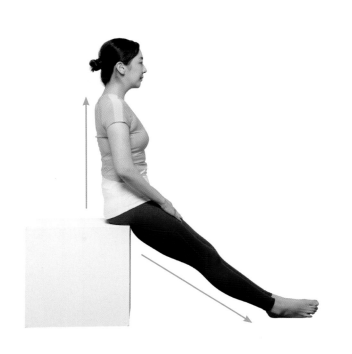

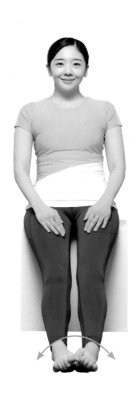

1 허리를 곧게 편 후 두 다리를 앞으로 쭉 뻗고 의자 끝에 가볍게 앉는다.
발바닥이 ㅅ자로 서로 맞닿도록 발목을 안쪽으로 꺾어 붙인다.

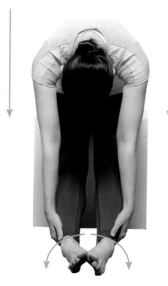

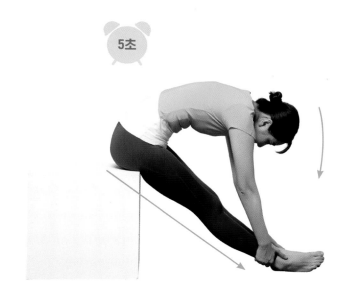

2 무릎을 모은 채 가슴이 무릎에 닿을 수 있도록 등을 깊이
숙여 내려간다. 5초간 자세를 유지한 후 원위치한다.

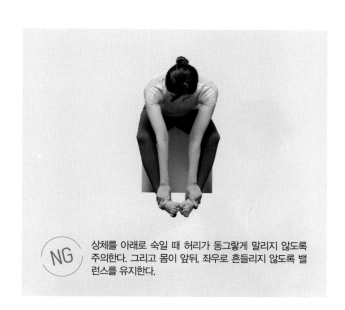

NG 상체를 아래로 숙일 때 허리가 동그랗게 말리지 않도록
주의한다. 그리고 몸이 앞뒤, 좌우로 흔들리지 않도록 밸
런스를 유지한다.

Point
굳었던 다리가 판판하게 펴지면서 개운해지는 것을 느껴본다.
상체를 숙일 때 발바닥이 완전히 맞닿으면 무릎이 벌어지므로
무릎을 모으면서 최대한 엄지발가락 정도만 맞닿게 한다.

다리
부기 제거

✚ 울퉁불퉁한 허벅지와 종아리 뒤쪽을 판판하게 펴줘 매끈한
　 다리 라인을 만들어준다.
✚ 다리 부기 제거에 효과적이다.

1세트 5회 ▲　　　2~3세트 반복 ▲

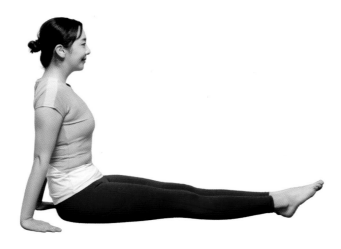

1 상체와 다리를 반듯하게 펴고 앉는다.

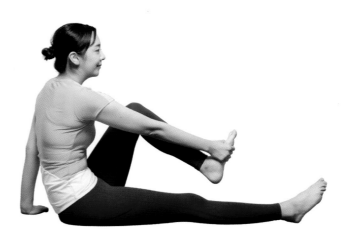

2 한쪽 다리의 무릎을 굽혀 손으로 발바닥을
잡는다.

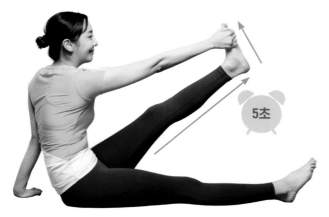

3 다리를 곧게 펴서 들어올린 후 몸통 방향으로 발바닥을 잡아당긴다. 5초간 자세를 유지한 후 원위치한다. 반대쪽도 똑같이 반복한다.

5초

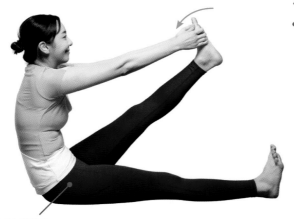

몸이 기울어지지 않도록 골반 중심을 잡는다.

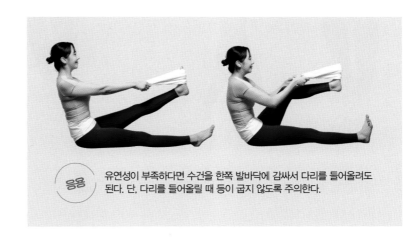

응용 유연성이 부족하다면 수건을 한쪽 발바닥에 감싸서 다리를 들어올려도 된다. 단, 다리를 들어올릴 때 등이 굽지 않도록 주의한다.

Point
종아리와 허벅지가 당기는 느낌이 들 때까지 계속 잡아당긴다. 발끝을 몸통 쪽으로 젖힌 상태에서 상체를 숙이면 종아리와 허벅지 근육이 더욱 이완된다.

다리 부기 제거

종아리 파워 스트레칭

+ 뻑뻑한 무릎 관절을 이완시켜 부드럽게 풀어준다.
+ 종아리의 군살과 부기를 제거해준다.
+ 척추기립근 강화로 볼륨 없는 일자허리를 잘록한 S자 허리로 만들어준다.
+ 굽은 등을 바르게 펴준다.

1세트 5회 | 2~3세트 반복

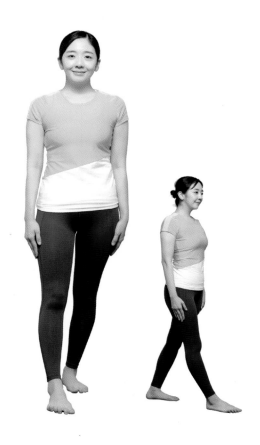

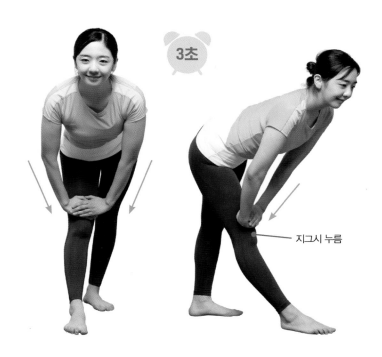

3초

지그시 누름

1 척추 라인의 중심이 잡히도록 골반 넓이로 반듯하게 선 뒤 오른쪽 다리를 앞으로 내민다.

2 곧게 편 오른쪽 무릎에 손을 얹고 3초간 자세를 유지한 채 지그시 눌러준다. 반대쪽도 똑같이 반복한다.

Point
무릎 관절이 유연해지고 종아리 근육이 판판하게 펴지는 것을 느껴본다.

뒷무릎 ㄱ자로 굽히고 앞다리 펴 상체 숙이기

1세트 5회   2~3세트 반복

✚ 뻣뻣하게 굳고 군살이 쌓인 허벅지와 종아리 뒷부분을 판판하게 펴준다.
✚ 울퉁불퉁한 허벅지 및 종아리 부기와 군살을 매끈하게 정돈해준다.

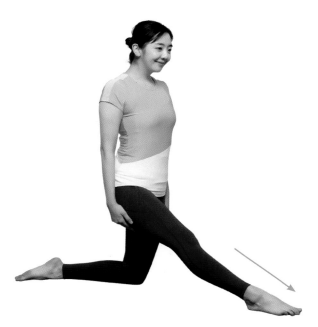

1 무릎을 꿇고 앉아 오른쪽 다리를 앞으로 쭉 뻗는다.

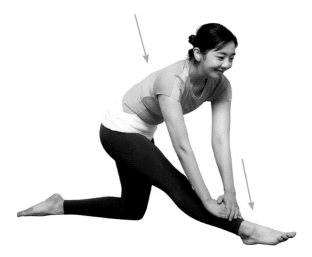

2 오른쪽 발등을 양손으로 잡는다.

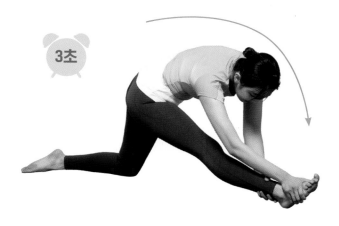

3초

3 지그시 발등을 누르면서 상체를 앞으로 구부린다. 3초간 자세를 유지한 후 원위치한다. 반대쪽도 똑같이 반복한다.

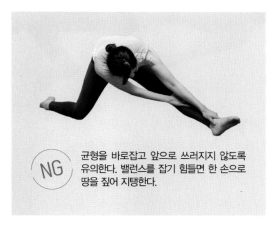

NG 균형을 바로잡고 앞으로 쓰러지지 않도록 유의한다. 밸런스를 잡기 힘들면 한 손으로 땅을 짚어 지탱한다.

150

허벅지 군살 제거

누워서 무릎 누르기

+ 척추근력을 키워준다.
+ 골반을 이완시켜준다.

1세트 5회   2~3세트 반복

탄력 없이 처지고 퉁퉁해진 허벅지 및 다리의 군살과 부종을 제거해줘 부기 없이 매끈한 다리 라인을 만들어준다.

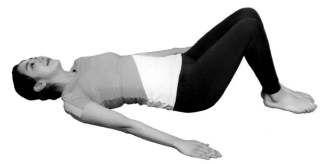

1 바닥에 바르게 누워서 무릎을 90°로 세운다.

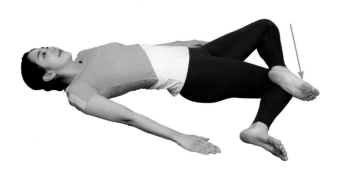

2 왼발을 오른쪽 무릎 위에 올리고, 하체를 왼쪽으로 트위스트해준다.

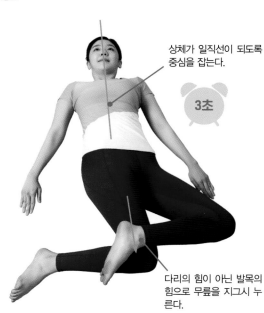

상체가 일직선이 되도록 중심을 잡는다.

3초

다리의 힘이 아닌 발목의 힘으로 무릎을 지그시 누른다.

3 왼쪽 발로 오른쪽 무릎을 지그시 누르며 3초간 자세를 유지한다. 이때 골반이 고정되도록 팔을 벌려 지탱해준다.

Point

허리근력이 약한 사람은 척추기립근 통증, 골반 유연성이 부족한 사람은 장요근 통증, 무릎 유연성이 부족한 사람은 무릎 외측 인대 통증을 유발할 수 있으니 강도를 조절해준다.

앞뒤로 다리 벌리기

1세트 5회 / 2~3세트 반복

+ 배가 볼록 나온 것처럼 보이는 골반을 후만시켜준다.
+ 앞쪽 다리는 허벅지 앞근육 강화, 뒤쪽 다리는 허벅지 앞근육을 이완시켜줌으로써
  허벅지를 탄력 있게 만들어준다.

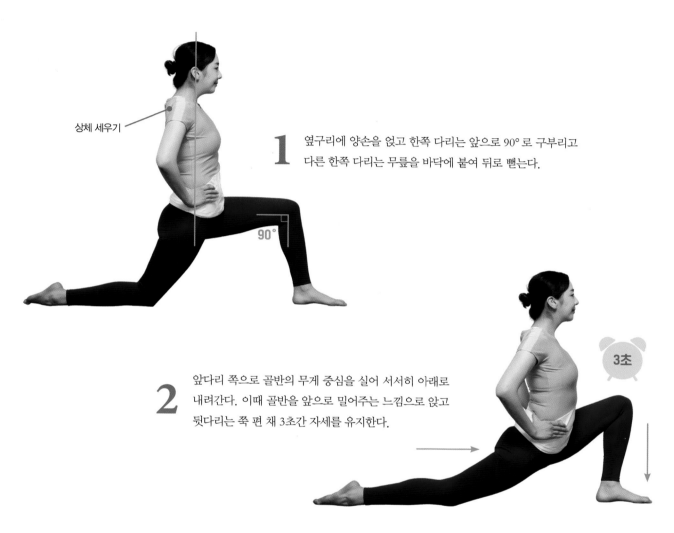

상체 세우기

1 옆구리에 양손을 얹고 한쪽 다리는 앞으로 90°로 구부리고
다른 한쪽 다리는 무릎을 바닥에 붙여 뒤로 뻗는다.

90°

2 앞다리 쪽으로 골반의 무게 중심을 실어 서서히 아래로
내려간다. 이때 골반을 앞으로 밀어주는 느낌으로 앉고
뒷다리는 쭉 편 채 3초간 자세를 유지한다.

3초

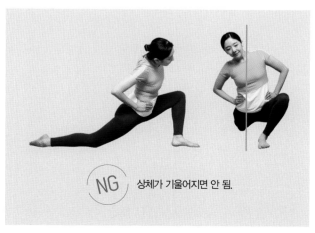

NG 상체가 기울어지면 안 됨.

152

153

출산 후 12~14주
허벅지
군살 제거

✚ 허벅지 군살과 뱃살을 제거해준다.
✚ 굽은 등을 바르게 펴준다.

1세트 5회   2~3세트 반복

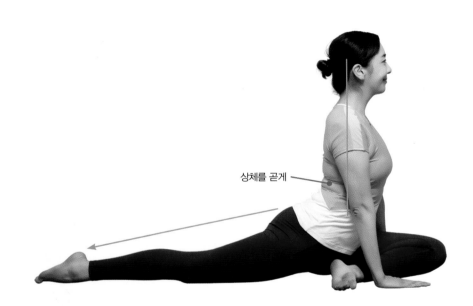

상체를 곧게

1 왼쪽 다리는 앞으로 접고, 오른쪽 다리는 뒤로 쭉 뻗어 앉는다.

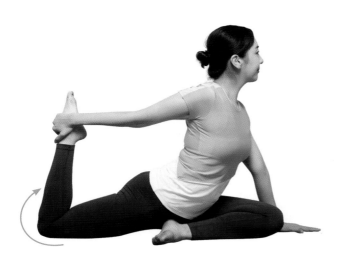

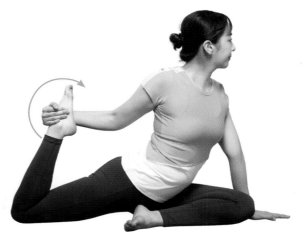

2 오른손으로 오른쪽 발목을 부드럽게 감싸쥔다.

3 발목을 등쪽으로 3초간 지그시 잡아당긴다.

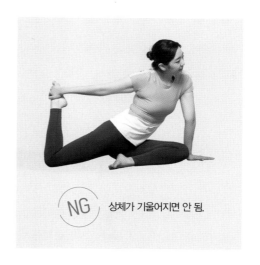

NG 상체가 기울어지면 안 됨.

Point
뒤쪽 허벅지가 쭉쭉 펴지는 것을 느껴본다.
강한 통증이 느껴질 정도면 운동을 중지한다.

탄력 있는 다리 만들기

탄력 없이 처진 허벅지와 다리근육을 탄탄하게 강화시켜 탄력 있는 다리 라인을 만들어준다.

옆으로 누워 다리 들기

✚ 허벅지 안쪽의 내전근력 강화로 벌어지고 처진 허벅지가 판판해진다.
✚ 벌어진 골반을 조여줘 O자형 다리를 교정해주는 효과가 있다.
✚ 고관절을 외회전시켜 골반을 수축해준다.

1세트 5회 **2~3세트 반복**

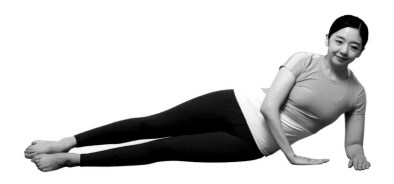

1 왼쪽 팔꿈치로 무게를 지탱하고 다리를 길게 쭉 뻗어 옆으로 눕는다.

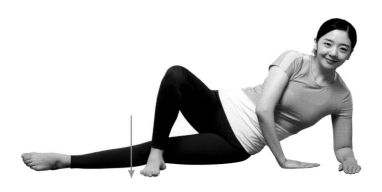

2 오른쪽 다리를 왼쪽 앞무릎에 놓는다. 이때 오른쪽 발바닥이 지면에 닿게 한다.

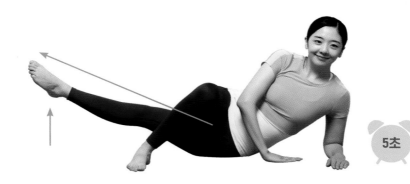

3 아래쪽 다리를 쭉 편 채 위로 들어올린다. 5초간 자세를
유지한 후 원위치한다. 반대쪽도 똑같이 반복한다.

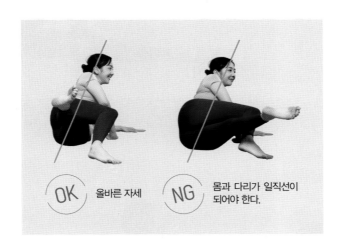

OK 올바른 자세   NG 몸과 다리가 일직선이
되어야 한다.

Point
다리를 들고 내릴 때 발이 지면에 닿지 않도록
주의한다.

출산 후 12~14주
탄력 있는 다리 만들기

옆으로 누워서 엉덩이 들기

+ 허벅지 군살을 확실하게 제거해준다.
+ 허벅지 안쪽의 내전근력을 강화시켜 벌어지고 처진 허벅지를 판판하게 만들어준다.

(1세트 5회) (2~3세트 반복)

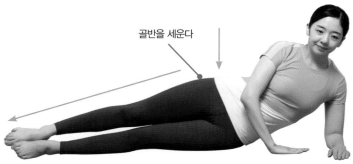

골반을 세운다

1 왼쪽 팔꿈치로 무게를 지탱하고 다리를 길게 쭉 뻗어 옆으로 눕는다.

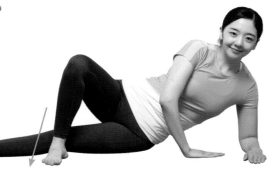

2 오른쪽 다리를 왼다리 앞무릎에 놓는다. 이때 오른쪽 발바닥이 지면에 닿게 한다.

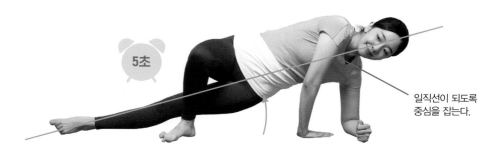

5초

일직선이 되도록 중심을 잡는다.

3 엉덩이를 힘껏 들어올린다. 5초간 자세를 유지한 후 원위치한다. 반대쪽도 똑같이 반복한다.

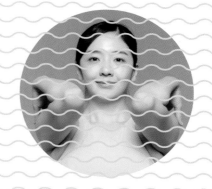

PART 03

부위별 체형
교정 운동

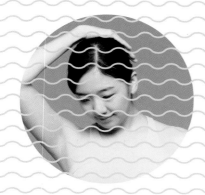

Chapter

출산 후
부위별 군살 제거
체형 교정 운동

출산 후 비뚤어지고 비대칭 체형으로 변한 몸매를 바르게 잡아주면 나이 들어서도
건강한 몸, 아름다운 몸을 유지할 수 있다. 이 책에서 소개하고 있는 운동을 인내를
가지고 따라하다 보면 점차 몸매의 균형이 바로 잡히면서, 군살이 제거되는 경험을
하게 될 것이다.

상체
군살 제거

승모근, 삼각근, 척추 코어근육
(척추기립근)을 강화시켜 어깨,
견갑골, 팔, 팔뚝 부위의 처지
고 늘어져 약화된 근육을 탄탄
하게 만들어준다. 그리고 순환
이 안 돼 통통하게 쌓여 있는
어깨와 팔의 군살과 노폐물을
제거해 탄력있게 만들어준다.

팔 굽혀 들어올리기

+ 어깨, 팔, 팔꿈치의 탄력을 강화시켜 군살 없는 팔 라인을 만들어준다.
+ 굽어서 처진 가슴근육(처진 가슴, 흉근)을 모아줘 탄력적인 가슴을 만들어준다.

1세트 5회   2~3세트 반복

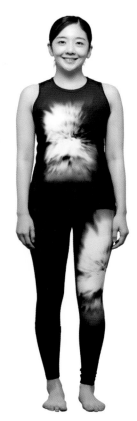

1 골반 넓이만큼 다리를 벌리고 선다.

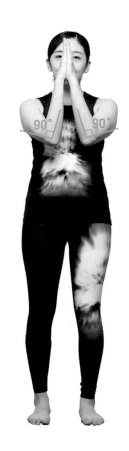

2 양 손바닥을 합장하듯이 90°로
구부려 붙인다.

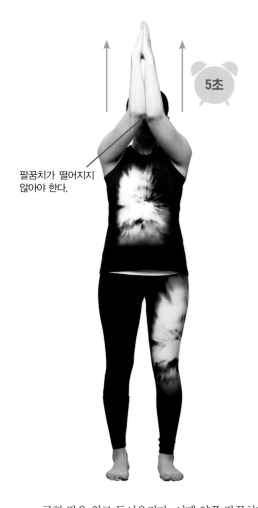

팔꿈치가 떨어지지
않아야 한다.

5초

3 굽힌 팔을 위로 들어올린다. 이때 양쪽 팔꿈치가
떨어지지 않도록 주의한다. 팔이 더 이상 올라가
지 않을 때까지 최대한 들어올린다. 5초간 자세
를 유지한다.

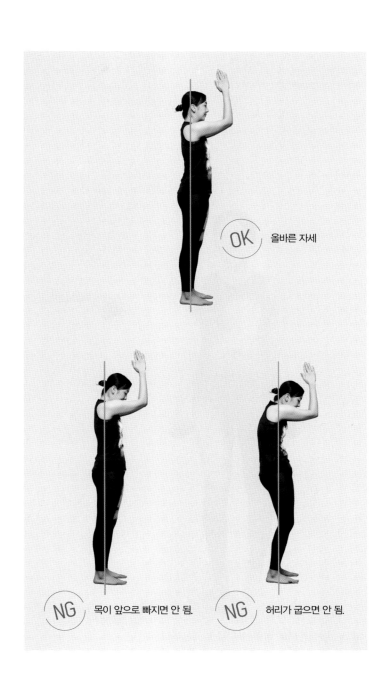

OK 올바른 자세

NG 목이 앞으로 빠지면 안 됨.

NG 허리가 굽으면 안 됨.

Point
팔 전체가 탄탄해지는 것을 느껴본다.

상체
군살 제거

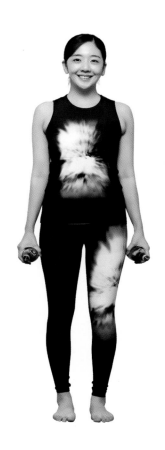

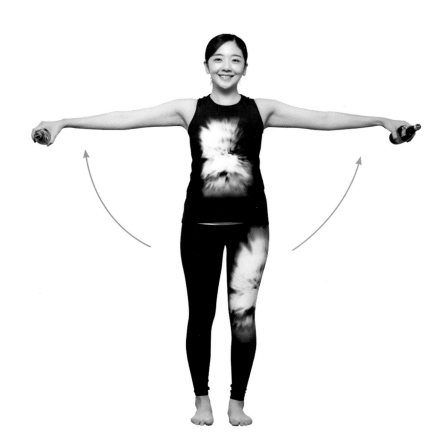

1 손에 가벼운 아령이나 물병 혹은 덤벨을 들고 어깨너비만큼 다리를 벌리고 선다.

2 두 손을 양옆으로 벌려준다.

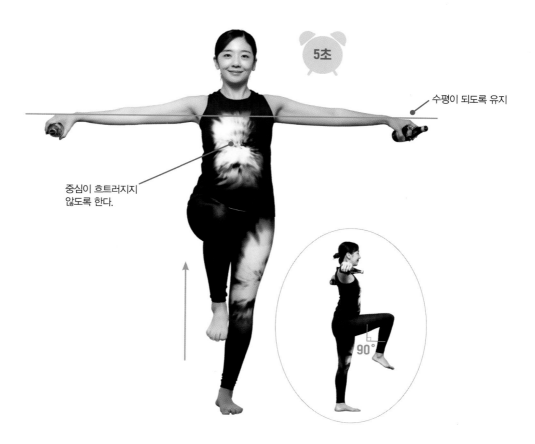

5초

수평이 되도록 유지

중심이 흐트러지지
않도록 한다.

90°

3 한쪽 다리를 들어올린 후 5초간 자세를 유지한다.
반대쪽도 똑같이 반복한다.

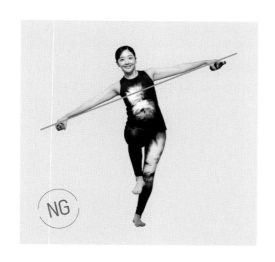

NG

Point
어깨, 팔, 등, 엉덩이, 허벅지 근육이 탄탄하게
강화되는 것을 느껴본다. 자세를 유지할 때
몸이 흔들리지 않도록 균형을 잘 잡아준다.

상체
군살 제거

+ 등과 팔, 팔뚝의 군살을 확실하게 정돈해준다.
+ 틀어진 척추를 교정시켜 준다.

1세트 5회   2~3세트 반복

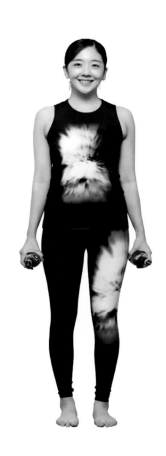

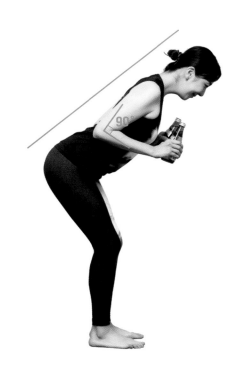

1 손에 가벼운 아령이나 물병 혹은 덤벨을 들고 어깨너비만큼 다리를 벌리고 선다.

2 병을 든 손을 90°로 접은 후 가슴 높이까지 올리고 상체를 앞으로 지그시 숙인다. 이때 엉덩이를 살짝 뒤로 빼고 무릎은 살며시 굽혀 등이 굽어지지 않도록 한다.

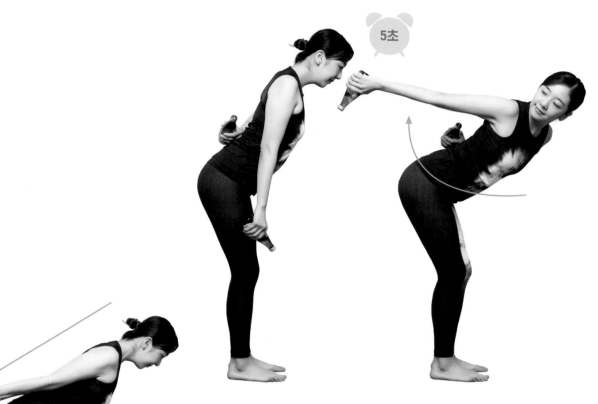

4 왼팔은 허리를 지탱하고 오른쪽 팔을 최대한 등 뒤쪽으로 들어올린다. 얼굴과 몸통을 최대한 오른쪽으로 돌려 들어올린 병을 응시한다. 5초 간 자세를 유지한 후 원위치한다. 반대쪽도 똑같이 반복한다.

5초

3 양쪽 팔을 뒤로 뻗는다.

Point
5초간 자세를 유지할 때 몸이 흔들리지 않도록
균형을 잘 잡아준다.

상체
군살 제거

✚ 팔, 팔뚝, 어깨와 등 부위의 군살을 제거해주어
   탄력 있게 만들어준다.

1세트 10회 **3세트 반복**
(총 30회)

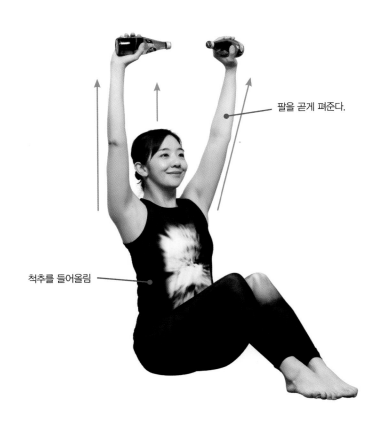

팔을 곧게 펴준다.

척추를 들어올림

1 무릎을 굽히고 앉아 척추가 곧게 펴지도록 병을 든 양손을
   위로 쭉 들어올린다.

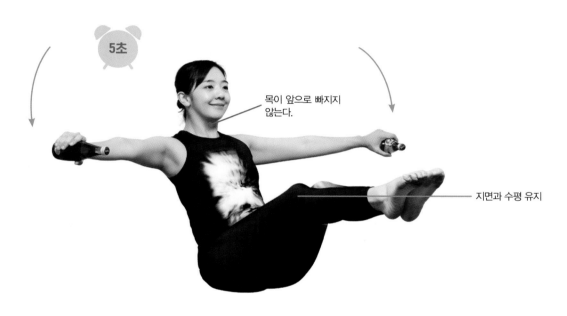

5초

목이 앞으로 빠지지
않는다.

지면과 수평 유지

2 양손을 수평이 되게 옆으로 뻗으면서 다리를 들어올린다.
다리에 힘을 뺀 상태에서 그 자세를 5초간 유지한 후 원위
치한다.

처진등
군살
제거

탄력 없이 처지고 순환이 안
돼 퉁퉁하게 쌓인 등의 군살을
강하게 자극시켜 매끈한 등 라
인을 만들어준다.

+ 굽은 어깨와 구부정한 등을 바로잡아주고 비틀어진 척추를 교정해준다.
+ 뭉치고 뻣뻣한 척추 주변의 근육을 개운하게 풀어준다.

1세트 5회   2~3세트 반복

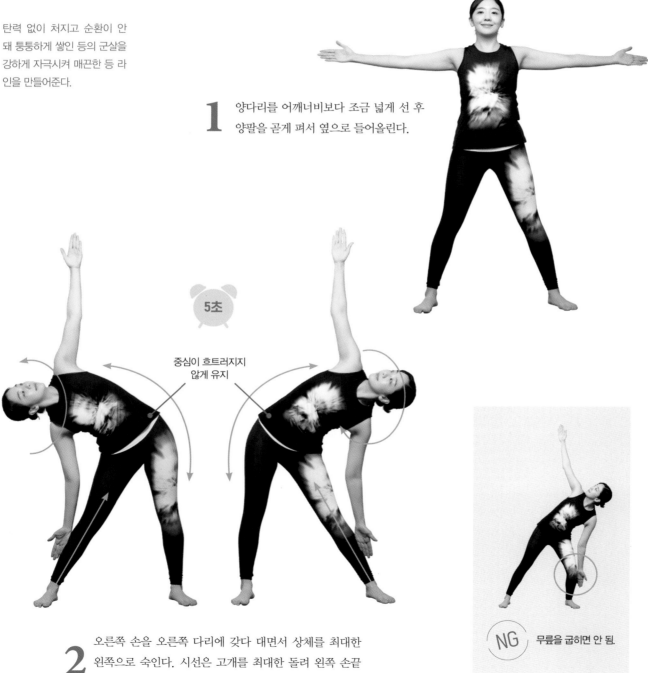

1 양다리를 어깨너비보다 조금 넓게 선 후
양팔을 곧게 펴서 옆으로 들어올린다.

5초

중심이 흐트러지지
않게 유지

2 오른쪽 손을 오른쪽 다리에 갖다 대면서 상체를 최대한
왼쪽으로 숙인다. 시선은 고개를 최대한 돌려 왼쪽 손끝
을 바라본다. 반대쪽도 똑같이 반복한다.

NG 무릎을 굽히면 안 됨.

엎드려 상체 버티기

✚ 굽은 등을 곧게 펴주고 등, 복부, 엉덩이, 허벅지 군살을 제거해 탄력을 준다.
✚ 어깨, 겨드랑이, 팔뚝 주변의 흐트러진 군살을 잡아준다
✚ 통통하게 튀어나온 아랫배를 확실하게 제거해준다.

1세트 5회   2~3세트 반복

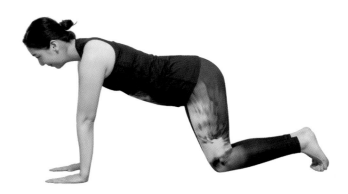

1 양손으로 바닥을 짚고 엎드린다.

머리를 숙이지 않는다.

5초

골반을 위로 말아올린다.

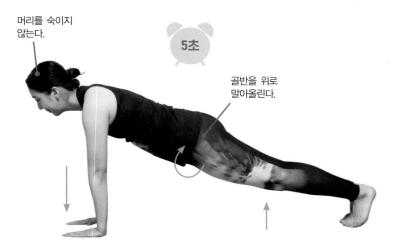

2 허벅지가 바닥에 닿지 않도록 위로 힘차게 들어올린다. 이때 하체와 상체가 일직선이 되게 유의한다. 5초간 자세를 유지한 후 원위치한다.

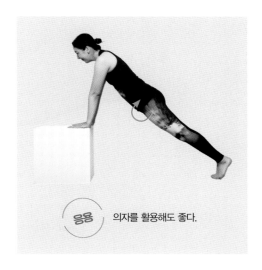

응용   의자를 활용해도 좋다.

Point
팔꿈치와 허리에 통증이 느껴지면 3초 이하로 버티거나 횟수를 줄인다.

처진 등
군살
제거

✚ 등과 목을 판판하게 강화시켜 구부정한 등과 거북목을 교정해준다.

1세트 5회   2~3세트 반복

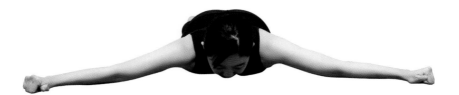

1 등을 쫙 펴고 양팔을 옆으로 벌려 엎드린다.

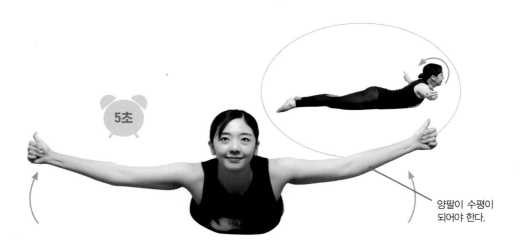

5초

양팔이 수평이
되어야 한다.

2 주먹 쥔 엄지손가락을 위로 들고 팔과 상체를 최대한 들어올린다.
목을 가볍게 뒤로 젖혀준 후 5초간 자세를 유지한다.

Point

견갑골 사이의 어깨와 등이 개운해지면서, 구부정한
자세가 판판하게 펴지는 것을 느껴본다. 이때 흔들
리지 않도록 밸런스를 유지해준다.

슈퍼맨 자세로 상체 들기

✚ 목과 어깨, 등이 탄탄해지면서 등의 군살이 매끈해진다.

1세트 5회 → 2~3세트 반복 →

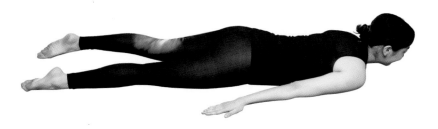

1 가슴을 바닥에 대고 엎드린 채 양팔을 뒤로 쭉 뻗는다.
이때 손바닥은 바닥을 향하게 한다.

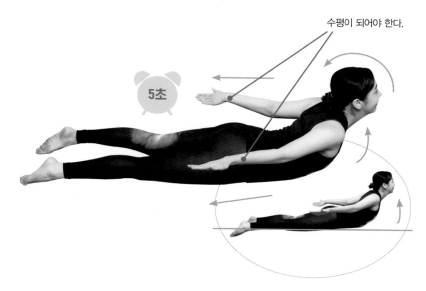

수평이 되어야 한다.

5초

2 목을 뒤로 젖히면서 팔과 상체를 지그시 들어올린 후
양팔은 수평이 되도록 5초간 자세를 유지한다.

Point
굽은 자세가 판판하게 펴지는 것을 느껴본다.
엉덩이와 하체의 힘을 사용하지 않고 상체 힘
으로만 올라온다.

처진등
군살
제거

+ 굽은 등을 곧게 펴주고 등, 복부, 엉덩이, 허벅지 군살을 제거해 탄력을 준다.

1세트 5회

2~3세트 반복

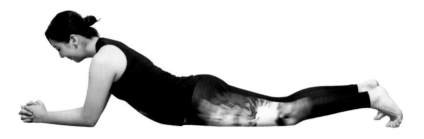

1 등을 바르게 하고 양 팔꿈치를 구부려 엎드린다.

몸과 일직선이 되도록
머리를 숙이지 않는다.

골반을 앞으로
말아올린다.

5초

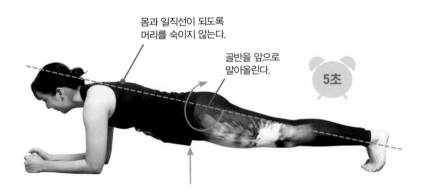

2 팔꿈치로 지탱하면서 엉덩이와 허벅지가 바닥에 닿지 않도록 힘차게 들어올린다. 하체와 상체가 일직선이 되게 한 후 5초간 자세를 유지한다.

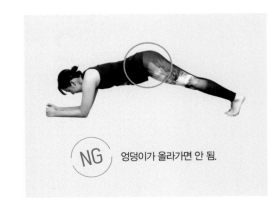

NG 엉덩이가 올라가면 안 됨.

Point

복부와 엉덩이, 허벅지가 탄탄해지는 것을 느껴본다.
팔꿈치와 허리에 통증이 느껴지면 3초 이하로 자세
를 유지하거나 횟수를 줄인다.

팔꿈치로 지탱해 다리 들기

+ 어깨, 겨드랑이, 팔뚝의 흐트러진 군살을 잡아준다
+ 퉁퉁하게 튀어나온 아랫배 군살을 확실하게 제거해준다.

[1세트 5회] [2~3세트 반복]

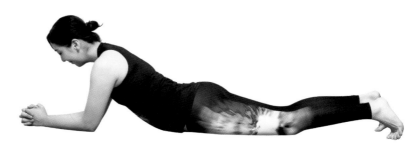

1 등을 바르게 하고 양 팔꿈치를 구부려 엎드린다.

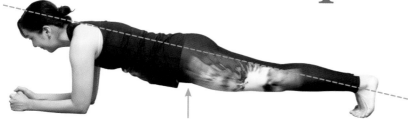

2 팔꿈치로 지탱하면서 엉덩이와 허벅지가
바닥에 닿지 않도록 힘차게 들어올린다.

5초

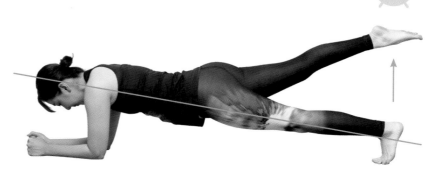

3 한쪽 다리를 들어올린다. 이때 하체와 상체가 일직선이 되도록
유의하며 5초간 자세를 유지한 후 원위치한다. 반대쪽도 똑같이
반복한다.

NG 무릎을 굽히면 안 됨.

Point
팔꿈치, 허리에 통증이 느껴지면 3초 이하로
자세를 유지하거나 횟수를 줄인다.

처진등
군살
제거

✚ 처진 등을 곧게 교정해주고 등, 복부, 엉덩이, 허벅지 군살을 제거해 탄력을 준다.

✚ 통통하게 튀어나온 아랫배 군살을 확실하게 제거해준다.

1세트 5회   2~3세트 반복

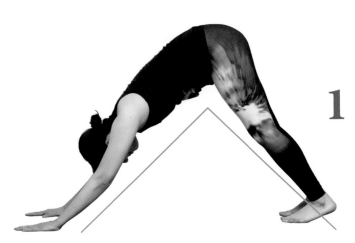

1 몸을 A자 모양이 되게 만든다.

5초

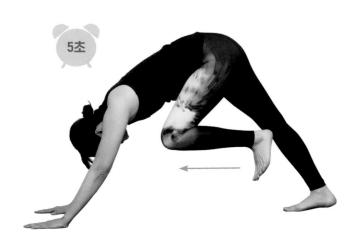

2 한쪽 무릎을 90°로 구부려 들어올린다. 5초간 자세를 유지한 후 원위치한다. 반대쪽도 똑같이 반복한다.

손 짚고 T자 만들기

✚ 어깨, 겨드랑이, 팔뚝의 흐트러진 군살을 잡아준다.
✚ 틀어지고 벌어져 약해진 골반 근육에 탄력을 준다.

1세트 5회   2~3세트 반복

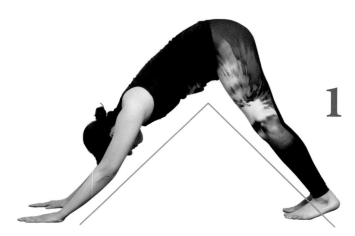

1 몸을 A자 모양이 되게 만든다.

골반이 틀어지지 않게
지탱하여 다리를 곧게
펴준다.

5초

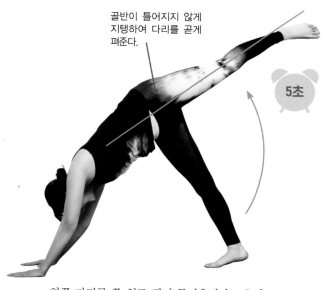

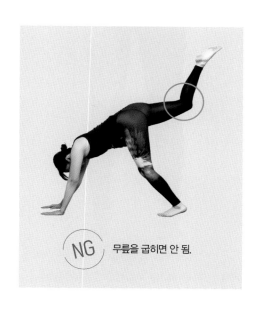

NG 무릎을 굽히면 안 됨.

2 한쪽 다리를 쭉 위로 뻗어 들어올린다. 5초간
자세를 유지한 후 원위치한다. 반대쪽 다리도
똑같이 반복한다.

거북목
교정&
목주름
제거

출산 후 구부정하게 앞으로 튀어나온 거북목은 앞목의 근육을 약화시켜 보기 흉한 목주름을 만든다. 거북목으로 인해 처진 목주름을 판판하게 펴주자.

✚ 뒷목의 근육을 자극하고, 축 늘어진 목주름을 판판하게 펴서 거북목을 교정해준다.

1세트 5회   2~3세트 반복

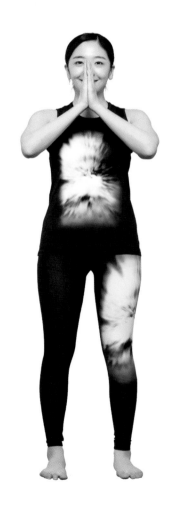

1 발을 어깨너비로 벌리고 바른 자세로 선다.

2 양 손바닥을 마주대고 엄지손가락은 턱에 갖다 댄다.

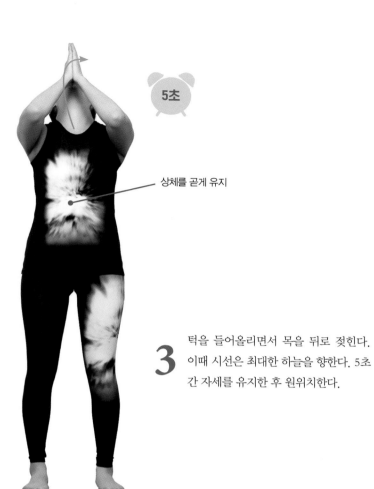

5초

상체를 곧게 유지

3 턱을 들어올리면서 목을 뒤로 젖힌다.
이때 시선은 최대한 하늘을 향한다. 5초
간 자세를 유지한 후 원위치한다.

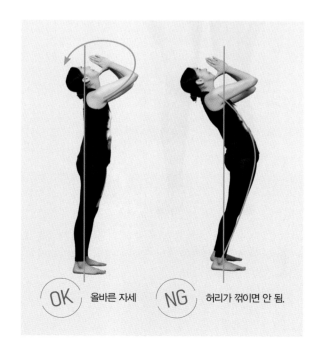

OK 올바른 자세   NG 허리가 꺾이면 안 됨.

Point
앞목이 개운해지면서 목주름이 펴지는 것을
느껴본다.

거북목
교정 &
목주름
제거

+ 뒷목의 근육을 자극하고, 축 늘어진 목주름을 판판하게 펴서
거북목을 교정해준다.

1세트 5회   2~3세트 반복

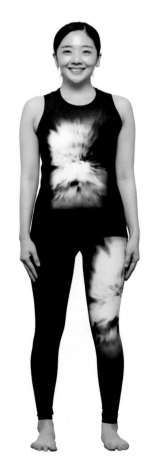

1 발을 어깨너비로 벌리고
바른 자세로 선다.

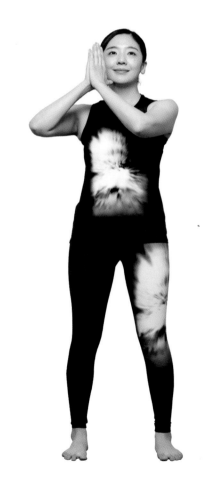

2 양 손바닥을 마주대고 엄지손가락은
오른쪽 턱에 갖다 댄다.

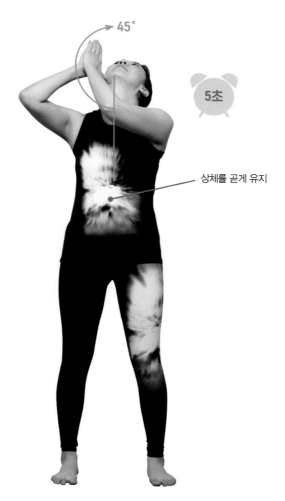

45°

5초

상체를 곧게 유지

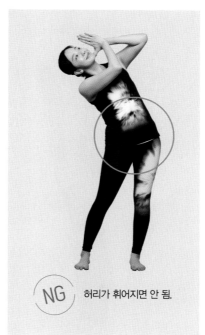

NG 허리가 휘어지면 안 됨.

3 턱을 들어올리면서 뒷목이 45°가 되게 뒤로 젖힌다. 시선은 최대한 뒤쪽을 향한다. 5초간 자세를 유지한 후 원위치한다. 반대쪽도 똑같이 반복한다.

굽은
어깨 교정

+ 앞으로 말린 굽은 어깨를 반듯하게 교정한다.

1세트 5회   2~3세트 반복

출산 후, 상당수가 둥그렇게 앞으로 말려 구부러지는 굽은 어깨로 변형된다. 곧은 어깨는 균형 잡힌 몸매, 자신감 있는 몸매에 있어 대단히 중요한 신체 부위다. 보기 흉하게 굽은 어깨를 반듯하게 원위치로 교정해주자.

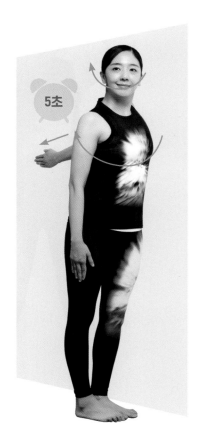

5초

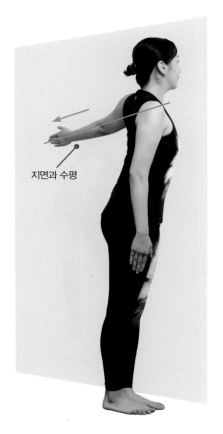

지면과 수평

2 몸통과 팔이 직각이 되도록 들어올린 팔과 반대쪽으로 틀어준다. 5초간 자세를 유지한 후 원위치한다. 반대쪽도 똑같이 반복한다.

1 척추를 바로 세우고 팔과 팔꿈치를 최대한 뒤로 쫙 펴서 벽에 붙인다.

뒤로 깍지 껴 목 뒤로 젖히기

✚ 굽은 등과 거북목을 교정해줘 곧은 자세를 만들어준다.
✚ 등 전체를 개운하게 풀어준다.

1세트 5회   **2~3세트 반복**

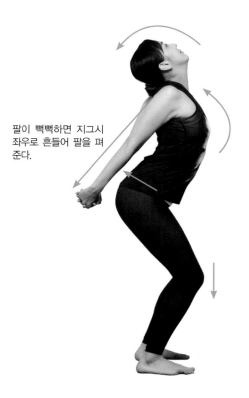

팔이 뻑뻑하면 지그시
좌우로 흔들어 팔을 펴
준다.

2 무릎을 구부리면서 상체를 앞으로 최대한 내밀고
목은 뒤로 젖힌다. 시선은 천장을 향한다. 양팔을
위로 지그시 들어올린 후 5초간 자세를 유지한다.

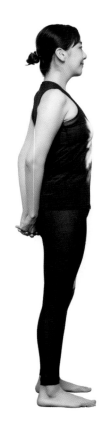

1 척추를 바르게 하고 서서
뒤로 깍지를 낀다.

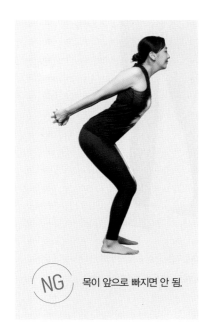

NG 목이 앞으로 빠지면 안 됨.

Point
등과 어깨, 견갑골이 개운하게 풀리는 것을 느껴본다.

굽은 등
교정

굽은 등을 반듯하게 교정해준
다. 곧고 판판한 등 라인, 자신
감 있는 뒤태를 만들어보자.

벽 짚고 상체 숙이기

✚ 굽은 등과 어깨를 바르게 교정해준다.
✚ 눌린 흉곽이 펴지면서 숨이 개운해진다.

1세트 5회   2~3세트 반복

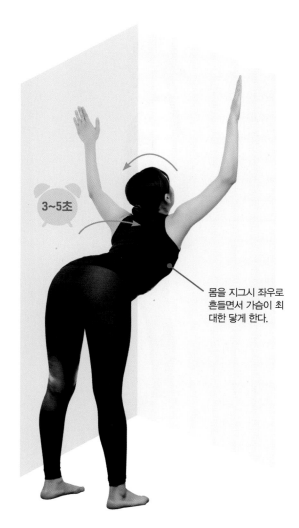

3~5초

몸을 지그시 좌우로
흔들면서 가슴이 최
대한 닿게 한다.

2 가슴과 상체가 벽에 닿을 때까지 앞으로 숙인다.
이때 목은 최대한 뒤로 젖혀주고 시선은 뒤쪽을
향한다. 3~5초간 자세를 유지한 후 원위치한다.

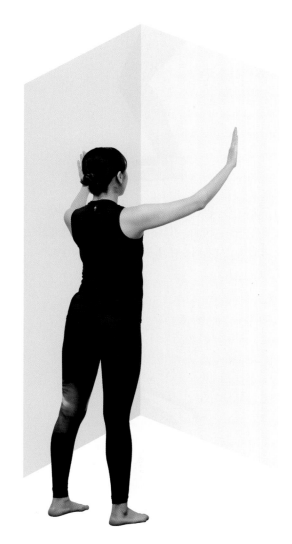

1 벽 앞에서 척추를 바로 세우고 발을
어깨너비만큼 벌리고 선다.

흉근 스트레칭

✚ 가슴 앞쪽을 개운하게 펴줘 폐활량을 높여준다.

1세트 5회 · 2~3세트 반복

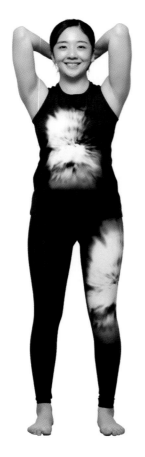

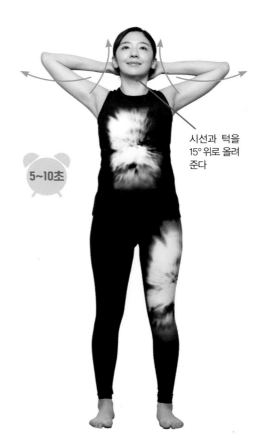

5~10초

시선과 턱을 15° 위로 올려준다

1 발을 어깨너비로 벌리고 서서 양손을 목덜미 뒤쪽에 놓는다.

2 양손이 목덜미에서 떨어지지 않게 하고 가슴을 앞으로 내밀면서 팔꿈치를 최대한 뒤쪽으로 벌려준다. 5~10초간 자세를 유지한 후 원위치한다.

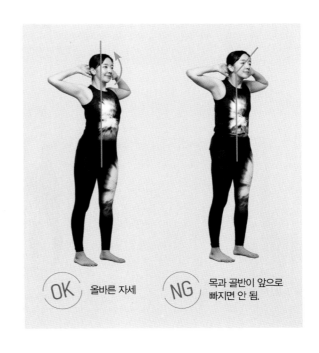

OK 올바른 자세

NG 목과 골반이 앞으로 빠지면 안 됨.

굽은 등 교정

1세트 5회   2~3세트 반복

✚ 구부정한 자세를 반듯하게 교정해준다.
✚ 굽어서 처진 가슴근육(처진 가슴, 흉근)을 스트레칭해줘 판판하게 만들어준다.

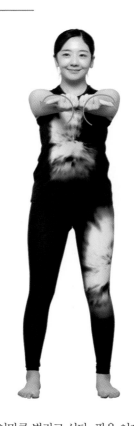

5초

아래로 처지지 않고
좌우 수평이 되어야
한다.

1 발을 골반 넓이만큼 벌리고 선다. 팔을 어깨 높이만큼 들어올리고 지면과 수평이 되도록 앞으로 쭉 편다. 이 때 손은 주먹을 쥔 상태로 엄지손가락을 옆으로 쭉 펴 준다.

2 엄지손가락이 등 뒤쪽으로 가도록 양팔을 뒤로 벌린다. 이때 팔이 뒤로 더 이상 뒤로 갈 수 없을 때까지 최대한 젖혀준다. 5초간 자세를 유지한 후 원위치한다.

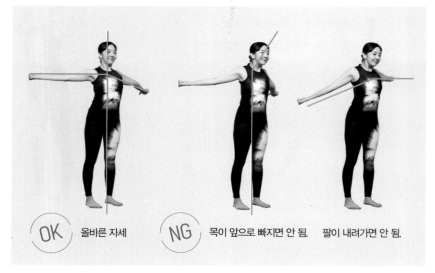

OK 올바른 자세   NG 목이 앞으로 빠지면 안 됨.   팔이 내려가면 안 됨.

Point
가슴과 등이 개운하고 판판하게 펴지는 것을
느껴본다.

앞뒤로 무릎 벌려 만세

✚ 앞으로 튀어나온 거북목과 뒤로 튀어나온 굽은 등을 바르게 교정해준다.

1세트 5회 2~3세트 반복

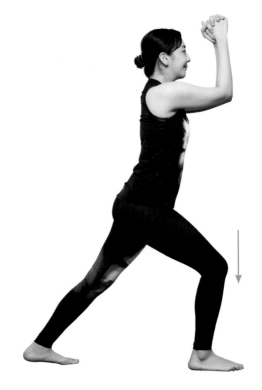

1 척추를 바르게 하고 발을 어깨너비보다 2배 넓게 벌려 선다. 양손을 깍지 끼고 왼쪽 다리를 뒤로 보내고 쫙 펴준 후 오른쪽 다리는 살짝 무릎을 굽혀준다.

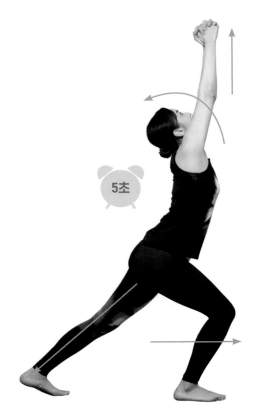

5초

2 오른쪽 무릎을 굽히면서 깍지 낀 손을 쫙 펴서 하늘을 향한다. 뒤쪽 다리를 굽혀 최대한 목을 뒤로 젖혀준다. 이때 시선은 뒤쪽을 향한다. 5초간 자세를 유지한 후 원위치한다.

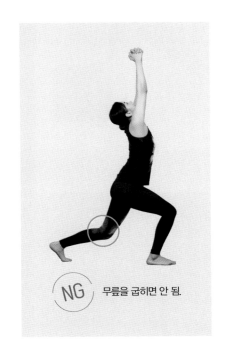

NG 무릎을 굽히면 안 됨.

Point
몸이 흔들리지 않게 중심을 잘 잡아준다.

Chapter

2

출산 후
휜 다리 교정 운동

출산 후, 자신도 모르게 다리가 벌어지고 휜 여성들이 많다. 무릎관절은 물컹해지고, 틀어진 다리가 점점 휘어지니 답답할 노릇이다. 출산 후 물렁거리는 무릎 뼈를 방치하면 휜 다리가 계속 벌어져서 무릎관절 건강에 악영향을 미친다.

미관상으로 안 좋지만 무엇보다도 건강한 노년을 위해 무릎관절 건강을 챙겨야 한다. 그리고 매끈한 다리 라인을 위해서라도 조기에 휜 다리 교정 운동에 힘쓰자. 한번 손상된 무릎 연골은 평생 회복되지 않는다.

곧은 다리 만들기

✚ 허벅지 안쪽의 내전근을 탄력 있게 강화시켜 판판한 허벅지 라인으로 만들어준다.
✚ 허벅지 뒤쪽과 종아리를 판판하게 펴줘 다리 라인이 곧아지는 효과를 얻을 수 있다

1세트 5회   2~3세트 반복

통통하게 붓고 틀어진 다리관
절과 허벅지, 종아리 하체근육
을 탄탄하고 바르게 정돈시켜
주자.

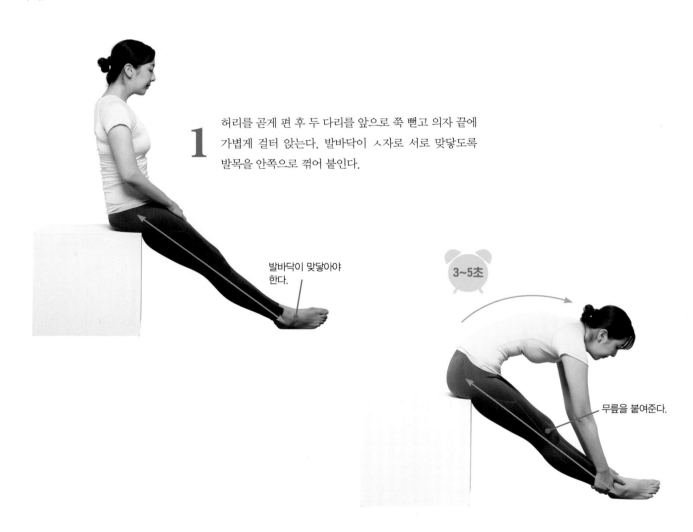

1 허리를 곧게 편 후 두 다리를 앞으로 쭉 뻗고 의자 끝에
가볍게 걸터 앉는다. 발바닥이 ㅅ자로 서로 맞닿도록
발목을 안쪽으로 꺾어 붙인다.

발바닥이 맞닿아야
한다.

3~5초

무릎을 붙여준다.

2 무릎을 모은 채 팔을 뻗어 발목을 잡고 다리 방향으로
지그시 내려간다. 3~5초간 자세를 유지한다.

Point
굳었던 다리가 판판하게 펴지면서 개운해지는 것을 느껴본다.
상체를 숙일 때 발바닥이 완전히 맞닿으면 무릎이 벌어지므로
무릎을 모으면서 최대한 엄지발가락 정도만 맞닿게 한다.

다리 곧게 펴 척추 스트레칭

✚ 뻣뻣한 척추근육과 등근육을 개운하게 펴줘 곧은 자세로 교정해준다.
✚ 옆구리 군살을 제거해줘 잘록한 허리 라인을 만들어준다.

1세트 5회 **2~3세트 반복**

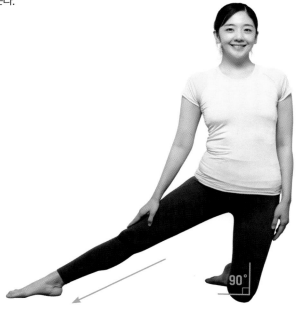

중심을 잡아 뻗은 다리
방향으로 젖힌다.

5초

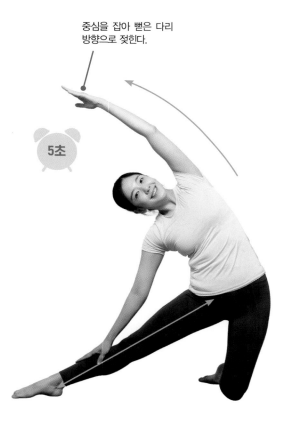

1 무릎을 꿇고 앉아서 왼쪽 무릎을 90°로 굽히고,
오른쪽 다리는 옆으로 쭉 펴준다.

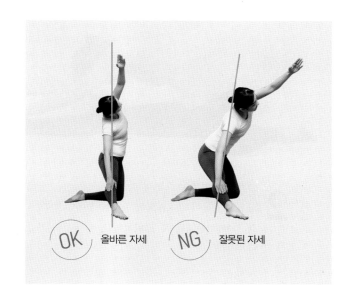

OK 올바른 자세   NG 잘못된 자세

2 왼쪽 팔을 쭉 펴서 들어올린 후 상체를 최대한 오른
쪽으로 젖힌 후 5초간 자세를 유지한 후 원위치한
다. 반대쪽도 똑같이 반복한다.

Point
뻣뻣한 척추와 등근육이 개운하게 펴지는 것을
느껴본다.

곧은다리 만들기

+ 뻣뻣하게 굳은 허리와 군살이 쌓인 허벅지 및 종아리를 판판하게 펴준다.
+ 울퉁불퉁한 허벅지, 종아리 부기와 군살을 매끈하게 정돈해준다.
+ 다리 라인을 전체적으로 매끈하게 만들어준다.

1세트 5회   2~3세트 반복

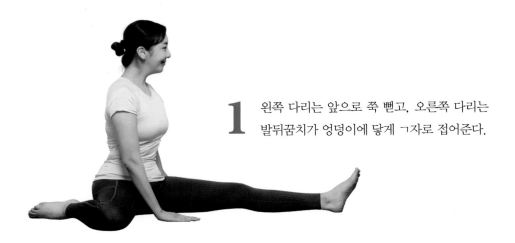

1 왼쪽 다리는 앞으로 쭉 뻗고, 오른쪽 다리는 발뒤꿈치가 엉덩이에 닿게 ㄱ자로 접어준다.

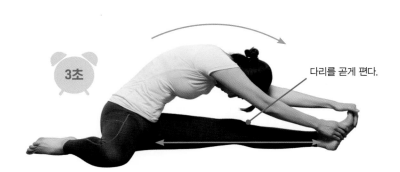

3초

다리를 곧게 편다.

2 상체를 숙여 양손으로 왼쪽 발끝을 잡는다. 상체가 좌우로 기울어지지 않도록 중심을 잡아야 한다. 3초 간 자세를 유지한 후 원위치한다. 반대쪽도 똑같이 반복한다.

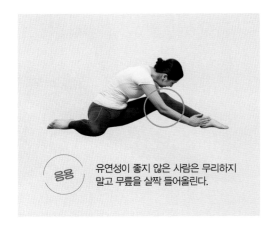

응용 유연성이 좋지 않은 사람은 무리하지 말고 무릎을 살짝 들어올린다.

Point
뻣뻣한 등과 허벅지, 종아리가 판판하게 펴지며 개운해지는 것을 느껴본다.

누워서 무릎 누르기

✚ 고관절 외회전과 내회전 ✚ 골반 이완 ✚ 척추근력을 강화해준다.
✚ 허벅지 군살을 제거해준다. ✚ 오다리 교정 효과

1세트 5회   2~3세트 반복

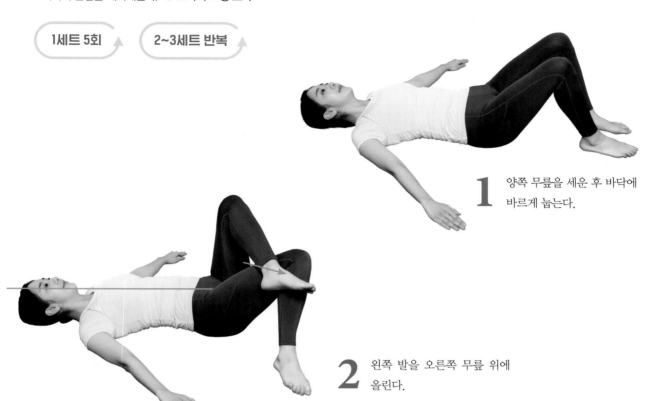

1 양쪽 무릎을 세운 후 바닥에
바르게 눕는다.

2 왼쪽 발을 오른쪽 무릎 위에
올린다.

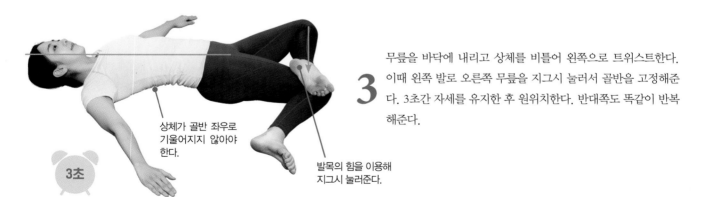

3 무릎을 바닥에 내리고 상체를 비틀어 왼쪽으로 트위스트한다.
이때 왼쪽 발로 오른쪽 무릎을 지그시 눌러서 골반을 고정해준
다. 3초간 자세를 유지한 후 원위치한다. 반대쪽도 똑같이 반복
해준다.

상체가 골반 좌우로
기울어지지 않아야
한다.

3초

발목의 힘을 이용해
지그시 눌러준다.

Point
골반이 고정되도록 팔을 벌려 지탱해준다.

휜 종아리 곧게 펴주기

+ 뻑뻑한 무릎관절을 이완시켜 부드럽게 풀어준다.
+ 휜 다리의 꼬인 종아리 근육을 펴줘 울퉁불퉁한 종아리 근육을 곧고 판판하게 만들어준다.
+ 굽은 등을 바르게 펴준다.

1세트 5회 → 2~3세트 반복 →

울퉁불퉁한 종아리 알통은 휜 다리의 특징이다. 더불어 정강이 근육도 바깥이며 안쪽으로 울퉁불퉁하게 튀어나와 있다. 경직되고, 꼬이고, 비틀어진 종아리 근육을 판판하게 펴줌으로써 매끈한 종아리 라인을 만들어보자.

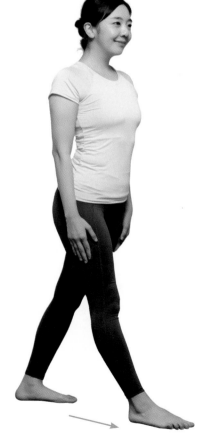

1 한쪽 발을 앞으로 내밀어 곧게 편다.

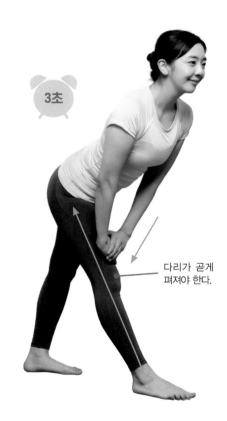

3초

다리가 곧게 펴져야 한다.

2 앞으로 내민쪽 무릎에 양손을 얹고 3초간 지그시 누르며 자세를 유지한 후 원위치한다. 반대쪽도 똑같이 반복한다.

다리 들어 발목 잡아당기기

1세트 5회 2~3세트 반복

✚ 울퉁불퉁한 허벅지와 종아리 뒤쪽을 판판하게 펴줘 매끈한 다리 라인을 만들어준다.
✚ 다리 부기 제거에 효과적이다.

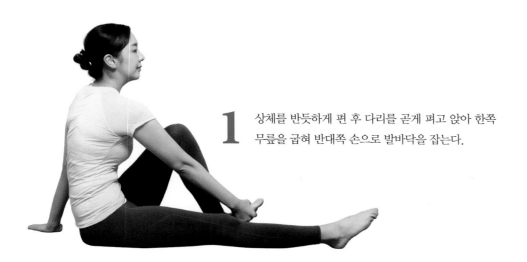

1 상체를 반듯하게 편 후 다리를 곧게 펴고 앉아 한쪽 무릎을 굽혀 반대쪽 손으로 발바닥을 잡는다.

2 다리를 곧게 펴서 들어올린 후 몸통 방향으로 발가락을 잡아당긴다. 상체가 기울어지지 않게 중심을 잡아야 한다. 5초간 자세를 유지한 후 원위치한다. 반대쪽도 똑같이 반복한다.

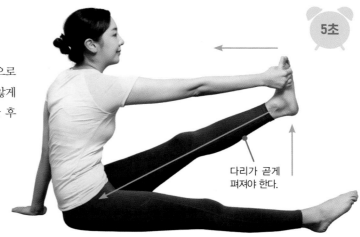

5초

다리가 곧게 펴져야 한다.

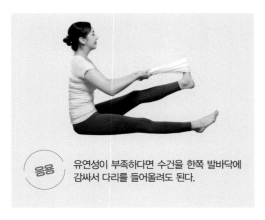

응용 유연성이 부족하다면 수건을 한쪽 발바닥에 감싸서 다리를 들어올려도 된다.

Point
종아리와 허벅지가 힘껏 당기는 느낌이 들 때까지 계속 잡아당긴다. 발끝을 몸통 쪽으로 젖힌 상태에 서 상체를 숙여주면 종아리와 허벅지 근육이 더욱 이완된다.

198

휜 종아리 곧게 펴주기

뒷무릎 ㄱ자로 굽히고 앞다리 펴 상체 숙이기

✚ 뻣뻣하게 굳고 군살이 쌓인 허벅지와 종아리 뒷부분을 판판하게 펴준다.
✚ 울퉁불퉁한 허벅지 및 종아리의 부기와 군살을 매끈하게 정돈해준다.

1세트 5회   2~3세트 반복

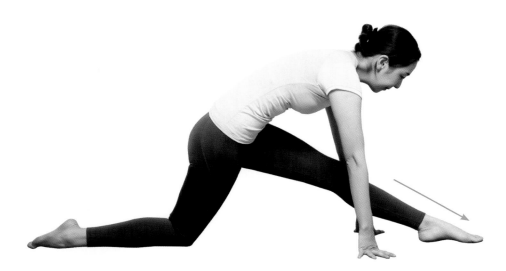

1 무릎을 세우고 앉은 후 한쪽 다리를 앞으로 쭉 뻗는다.
좌우로 몸이 기울어지지 않도록 골반의 중심을 잡아야
한다.

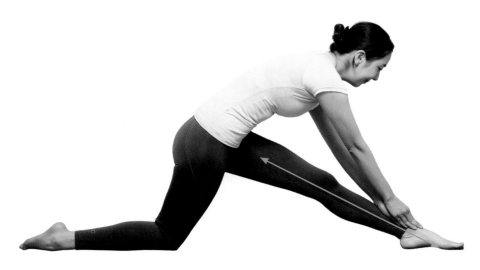

2 앞으로 뻗은 다리의 발등을 양손으로 잡는다.

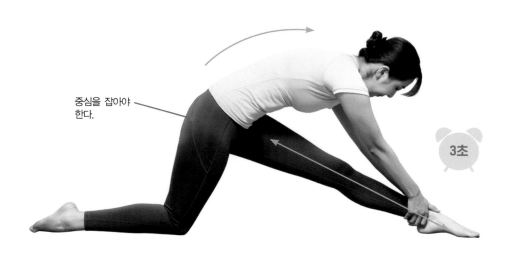

중심을 잡아야
한다.

3초

3 손으로 발등을 지그시 누르면서 상체를 앞으로 구부린다. 3초간 자세를
유지한 후 원위치한다. 반대쪽도 똑같이 반복한다.

휜 종아리
곧게
펴주기

✚ 뻑뻑한 무릎관절을 이완시켜 부드럽게 풀어준다.
✚ 휜 다리의 꼬인 종아리 근육을 펴줘 울퉁불퉁한 종아리 근육이 곧고 판판하게 펴진다.
✚ 굽은 등을 바르게 펴준다.

1세트 5회   2~3세트 반복

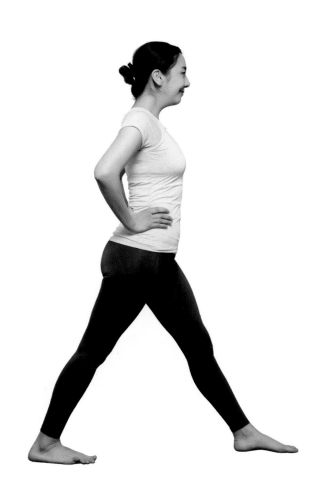

1 어깨너비만큼 발을 벌린 후 허리에 양손을 얹고 바로 선다.
  왼쪽 다리를 앞으로 길게 빼준다.

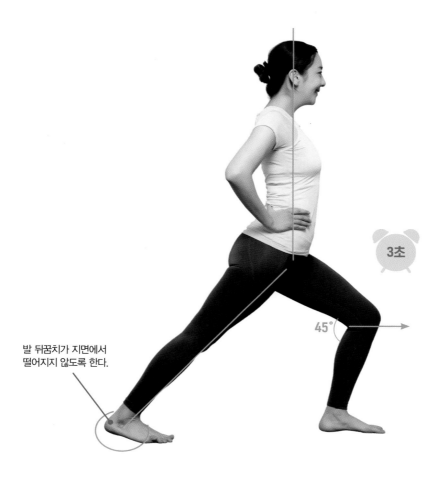

발 뒤꿈치가 지면에서
떨어지지 않도록 한다.

3초

45°

2 왼쪽 무릎을 45° 각도로 굽힌다. 이때 양발 뒤꿈치가 지면과 떨어지지 않도록
한다. 3초간 자세를 유지한 후 원위치한다. 반대쪽도 똑같이 반복한다.

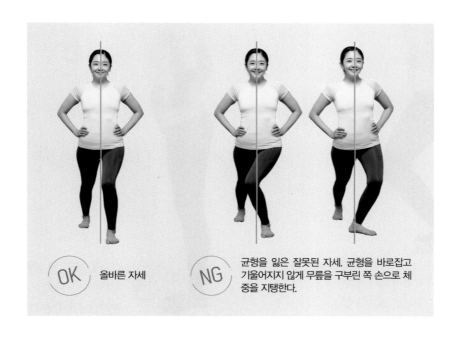

OK 올바른 자세

NG 균형을 잃은 잘못된 자세. 균형을 바로잡고
기울어지지 않게 무릎을 구부린 쪽 손으로 체
중을 지탱한다.

벌어진 오다리 교정

휜 다리의 무릎관절은 우리가 생각하는 것보다 훨씬 더 비뚤어져 있다. 무릎관절(슬개골)이 정면을 향해 있지 않고 안쪽으로 비뚤어진 내반슬과 바깥쪽으로 틀어진 외반슬을 지닌 구조다. 그렇다 보니 자연히 종아리와 정강이 라인이 울퉁불퉁해질 수밖에 없다. 무릎 교정 운동으로 곧은 다리를 만들어보자.

반복 앉기

+ 벌어진 골반을 조여줘 오다리를 교정해주는 효과가 있다.
+ 허벅지 안쪽의 내전근력 강화로 벌어지고 처진 허벅지가 판판해진다.
+ 엉덩이 근육에 힘이 들어가 괄약근 강화와 힙업 효과를 준다.

1세트 5회 2~3세트 반복

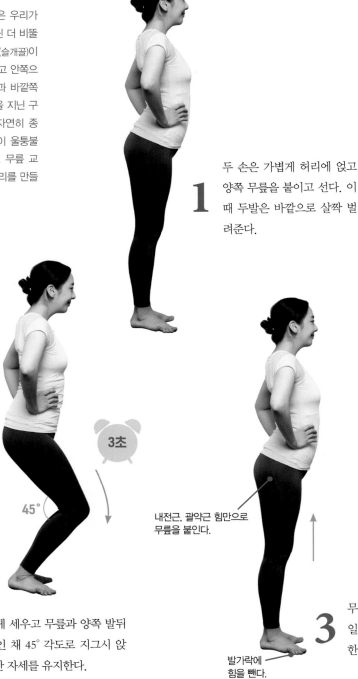

1 두 손은 가볍게 허리에 얹고 양쪽 무릎을 붙이고 선다. 이때 두발은 바깥으로 살짝 벌려준다.

3초

45°

내전근, 괄약근 힘만으로 무릎을 붙인다.

2 상체를 곧게 세우고 무릎과 양쪽 발뒤꿈치를 붙인 채 45° 각도로 지그시 앉는다. 3초간 자세를 유지한다.

발가락에 힘을 뺀다.

3 무릎을 붙인 채 괄약근과 내전근에 힘을 주어 일어선다. 일어선 후에는 괄약근과 내측근에 한꺼번에 힘을 주고 버틴다.

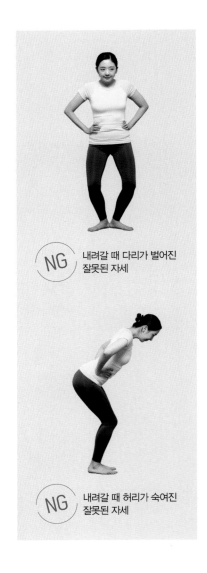

NG 내려갈 때 다리가 벌어진 잘못된 자세

NG 내려갈 때 허리가 숙여진 잘못된 자세

옆으로 누워 아래쪽 다리 들기

✚ 허벅지 안쪽의 내전근력 강화로 벌어지고 처진 허벅지를 판판하게 만들어준다.
✚ 고관절을 외회전시켜 골반의 수축효과 및 오다리를 교정해주는 효과가 있다.

1세트 5회 ⟩ **2~3세트 반복** ⟩

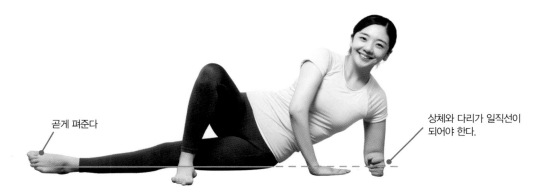

곧게 펴준다

상체와 다리가 일직선이 되어야 한다.

1 왼쪽 팔꿈치로 무게를 지탱하고 다리를 길게 쭉 뻗어 옆으로 눕는다.
오른쪽 다리를 왼쪽 무릎 앞에 놓는다.

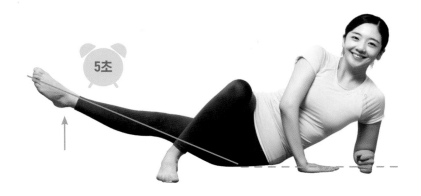

5초

2 왼쪽 다리를 쭉 편 채 위로 들어올린다. 내전근 다리의 힘 방향으로 들고 있어야 한다. 5초간 자세를 유지한 후 원위치한다. 반대쪽도 똑같이 반복한다.

Point
다리를 들고 내릴 때 발이 땅에 닿지 않게 한다.

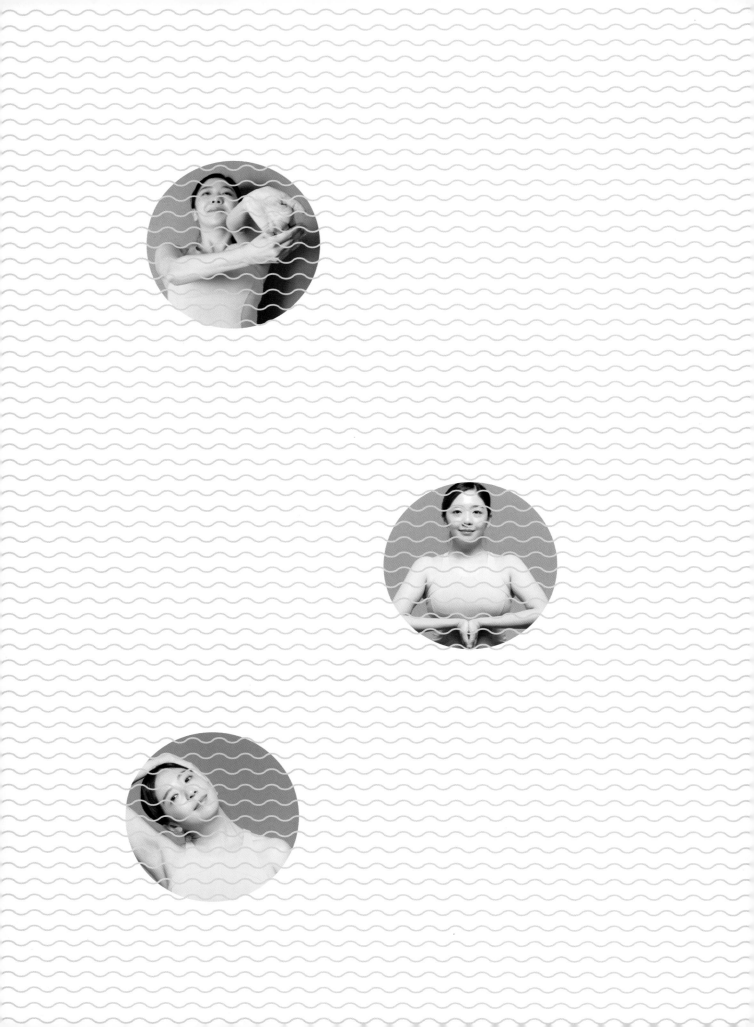

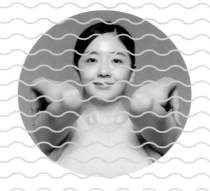

PART 04

산후 골반 & 체형
교정 마사지

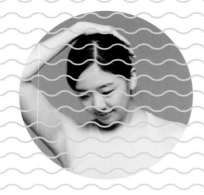

다리 접어 골반 비틀기

✚ 임신과 출산으로 인해 비뚤어진 골반과 척추근육의 밸런스를 맞춰준다.
✚ 노폐물과 지방이 완화되어 몸이 한결 개운해진다.

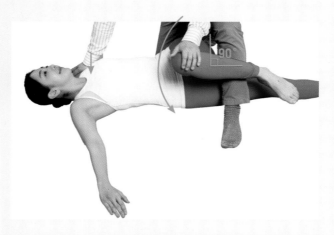

1 척추와 골반이 틀어지지 않도록 바르게 눕는다. 남편은 옆에 앉아서 우측 어깨를 지그시 눌러준 후 아내의 왼쪽 무릎을 90°로 구부려 골반을 오른쪽으로 천천히 틀어준다.

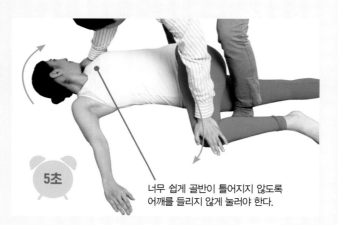

5초

너무 쉽게 골반이 틀어지지 않도록
어깨를 들리지 않게 눌러야 한다.

2 남편은 한 손으로 구부린 아내의 무릎을, 다른 한 손으로는 반대쪽 어깨를 지그시 누르면서 무릎이 바닥에 닿을 때까지 천천히 눌러준다. 5초간 자세를 유지한 후 원위치한다. 5~10회 반복한다. 반대편도 똑같이 반복한다.

다리 펴 골반 비틀기

✛ 임신과 출산으로 인해 비뚤어진 골반 및 척추와 다리근육의 밸런스가 맞춰진다.
✛ 쌓였던 노폐물과 지방이 해소되면서 몸이 한결 개운해진다.

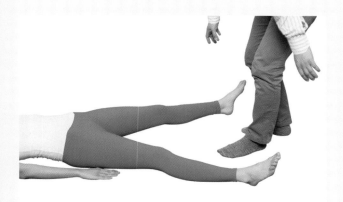

1 척추와 골반이 틀어지지 않도록 자세를 바로 하고 천장을 보고 눕는다. 양다리를 곧게 펴서 V자로 벌린다.

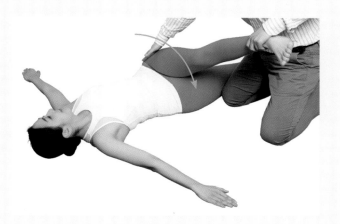

2 남편은 아내의 골반 옆쪽에 앉아서 한 손은 왼쪽 발목을 잡고, 한 손은 왼쪽 엉덩이(골반)에 지그시 갖다 댄다.

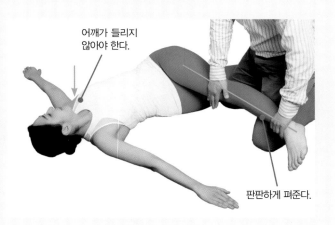

어깨가 들리지 않아야 한다.

판판하게 펴준다.

3 왼쪽 다리를 남편의 무릎 쪽으로 틀어준다. 동시에 양손으로 무릎과 발목을 지그시 눌러서 다리를 곧게 펴준다.

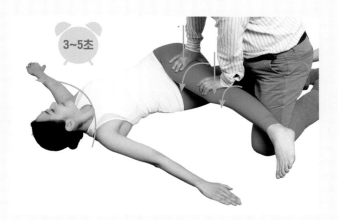

3~5초

4 아내의 왼쪽 다리를 남편의 허벅지 위에 걸친다. 양손으로 다리 전체를 바깥 방향으로 돌려주면서 꾹꾹 눌러준다. 안쪽 방향도 꾹꾹 눌러준다. 3~5초간 계속 다리를 지그시 눌러준 후 원위치한다. 5~10회 반복한다. 반대쪽도 똑같이 반복한다.

다리 접어 눌러주기

✚ 임신과 출산으로 인해 비뚤어진 골반 및 하체와 다리근육의 밸런스가 맞춰진다.
✚ 허벅지 앞쪽에 쌓였던 노폐물과 지방이 해소되면서 몸이 한결 개운해진다.

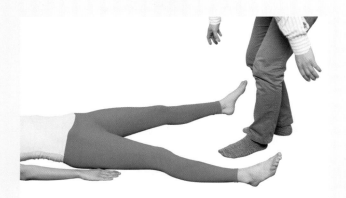

1 척추와 골반이 틀어지지 않도록 자세를 바로 하고 천장을 보고 눕는다. 양다리를 곧게 펴서 V자로 벌린다.

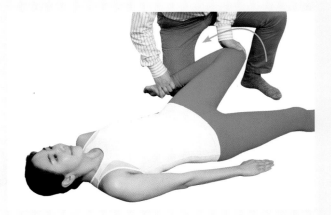

2 남편은 무릎을 꿇고 아내의 골반 옆쪽에 앉아서 왼쪽 무릎을 구부리면서 골반(엉덩이)을 옆으로 틀어준다.

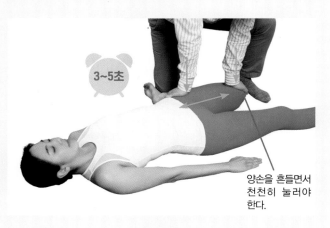

3~5초

양손을 흔들면서 천천히 눌러야 한다.

3 한 손은 왼쪽 발목을, 다른 한 손은 왼쪽 골반을 잡고 천천히 눌러준다. 무릎과 허벅지가 바닥에 닿을 때까지 지그시 누른다. 3~5초간 계속 다리를 지그시 눌러준 후 원위치한다. 5~10회 반복한다. 반대쪽도 똑같이 반복한다.

Point
지그시 누를 때 너무 뻑뻑하면 좌우 손목의 스냅을 이용해 흔들면서 지그시 눌러준다. 이때 양 어깨가 바닥에서 들뜨지 않게 한다.

발목 당기기

+ 임신과 출산으로 인해 비뚤어진 골반과 고관절 밸런스가 맞춰져서 좌우 비대칭이던 다리 길이가 교정된다.
+ 뻑뻑하게 굳은 고관절, 무릎, 발목근육과 인대가 이완되면서 골반과 다리 전체가 한결 가벼워진다.

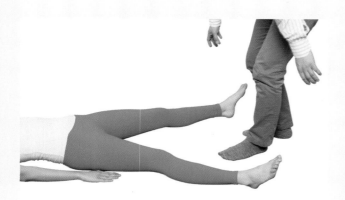

1 척추와 골반이 틀어지지 않도록 자세를 바로 하고 천장을 보고 눕는다. 양다리를 곧게 펴서 V자로 벌린다.

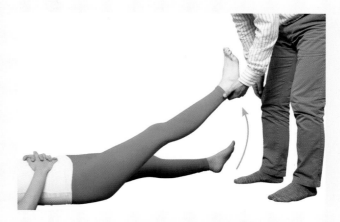

2 남편은 일어서서 아내의 한쪽 발목을 들어올린다.

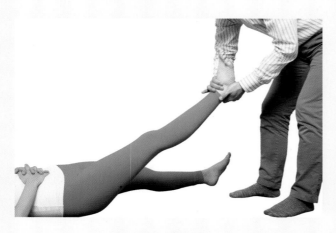

3 두 번째, 세 번째 손가락을 발목 위에 두고 엄지손가락으로 발바닥을 감싸 쥔다. 나머지 한 손으로 발뒤꿈치를 잡는다.

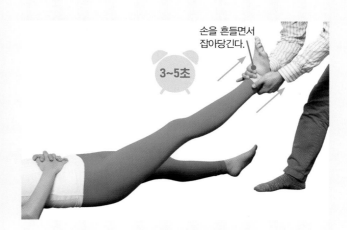

손을 흔들면서 잡아당긴다.

3~5초

4 다리를 좌우로 가볍게 흔들면서 발목을 남편의 가슴 쪽으로 손목의 스냅을 이용해 좌우로 흔들면서 지그시 잡아당긴다. 3~5초간 잡아당긴 후 원위치한다. 5~10회 반복한다. 좀 더 뻑뻑한 발목은 5~10초 정도 더 잡아당긴다. 반대쪽도 똑같이 반복한다.

Point
척추와 골반 정렬이 틀어진 상태에서 무작정 발목을 잡아당기면 오히려 통증이 유발되니 주의하자.

뻑뻑한 치골과 골반 풀기

✚ 뻑뻑해진 치골과 골반 앞쪽을 개운하게 풀어준다.
✚ 허벅지 전체의 근육 밸런스가 맞춰진다. 동시에 하체 노폐물과 지방이 해소되면서 한결 개운해진다.

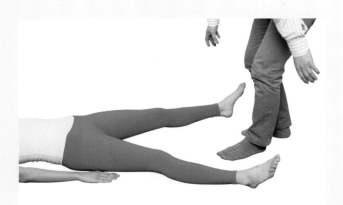

1 척추와 골반이 틀어지지 않도록 자세를 바로 하고 천장을 보고 눕는다. 양다리를 곧게 펴서 V자로 벌린다.

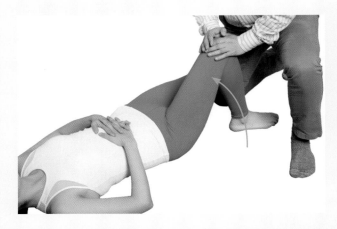

2 남편은 아내의 양 무릎 사이에 앉아서 아내의 한쪽 무릎을 90°로 세운다.

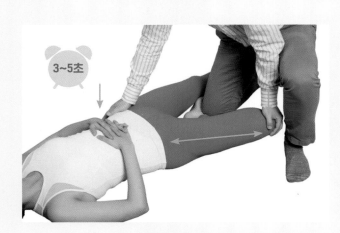

3~5초

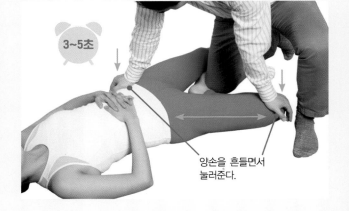

3~5초

양손을 흔들면서 눌러준다.

3 오른손을 아내의 왼쪽 골반 위에, 다른 한 손은 오른쪽 무릎 위에 얹는다. 3~5초간 지그시 누르며 자세를 유지한 후 원위치한다. 5~10회 반복한다. 반대쪽도 똑같이 반복한다.

> **Point**
> 만일 치골과 골반이 과도하게 틀어져 뻑뻑하여 아래로 내려가는 게 힘든 경우 손목의 스냅을 이용해 흔들어서 지긋히 누른다. 이때 양 어깨가 바닥에서 들뜨지 않게 한다.

✦ 비뚤어진 골반과 척추근육의 밸런스가 맞춰진다.
✦ 뻑뻑하게 굳은 허리근육이 풀리면서 몸이 한결 개운해진다.

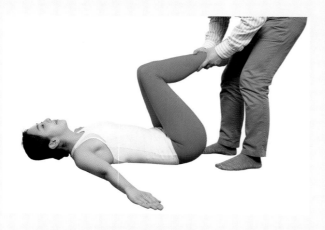

1 아내는 척추와 골반이 틀어지지 않도록 자세를 바로하고, 양다리를 곧게 펴서 무릎을 붙이고 눕는다. 남편은 아내의 양 무릎을 잡고 90°로 구부려 준다.

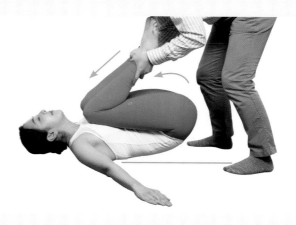

2 양쪽 무릎을 구부려 최대한 아내의 배에 닿게 한다.

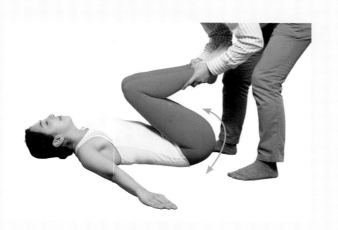

3 엉덩이가 바닥에서 떨어질 정도로 무릎을 지그시 배쪽으로 누르면서 골반이 들리도록 체중을 앞으로 실어 골반을 동그랗게 굴려준다. 5~10회 정도 계속 골반을 굴려준다.

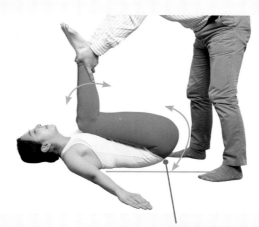

지면에서 엉덩이가 들리도록 굴려야 한다.

> **Point**
> 골반과 척추의 정렬이 한쪽으로 틀어지지 않게 한다. 정렬이 틀어진 상태에서 계속 굴리기만 하면 교정 효과가 떨어진다.

골반 굴려주기 2

+ 비뚤어진 골반과 허벅지 뒤쪽 햄스트링의 밸런스가 맞춰진다.
+ 뻑뻑하게 굳은 허리근육이 풀리면서 한결 개운해진다.

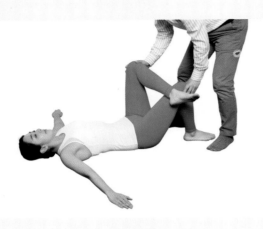

1 아내는 척추와 골반이 틀어지지 않도록 자세를 바로 하고 무릎을 세워 눕는다. 남편은 아내의 왼쪽 발목을 오른쪽 무릎 위에 올린다.

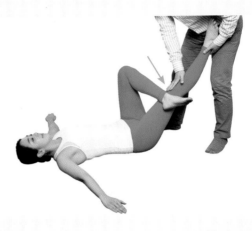

2 한 손으로 오른쪽 다리를 곧게 펴서 들어올리고 다른 한 손은 무릎을 지그시 눌러서 다리를 최대한 쭉 펴준다.

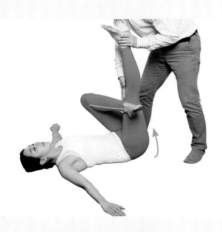

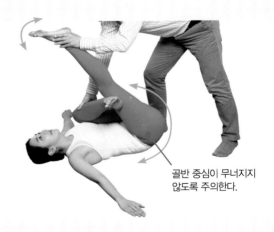

골반 중심이 무너지지 않도록 주의한다.

3 엉덩이가 바닥에서 떨어지도록 다리를 90°가 되도록 곧게 펴서 들어올리고 골반을 동그랗게 앞으로 체중을 실어 굴려준다. 5회~10회 계속 골반을 굴려준다. 반대쪽도 똑같이 반복한다.

> **Point**
> 골반과 척추의 정렬이 한쪽으로 틀어지지 않도록 1회 굴린 후 정렬을 맞춰서 다시 굴려준다.

✦ 비뚤어진 골반과 허벅지 뒤쪽 햄스트링의 밸런스가 맞춰진다.
✦ 뻑뻑하게 굳은 허리근육이 풀리면서 한결 개운해진다.

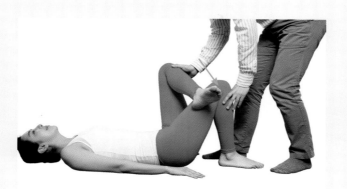

1 아내는 척추와 골반이 틀어지지 않도록 자세를 바로 하고 무릎을 세워 눕는다. 남편은 아내의 왼쪽 발목을 오른쪽 무릎 위에 올린다.

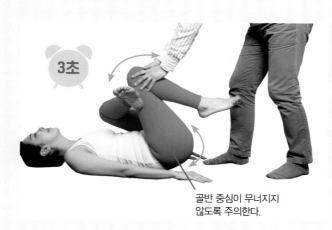

3초

골반 중심이 무너지지
않도록 주의한다.

2 엉덩이가 바닥에서 떨어지도록 다리를 곧게 펴서 들어올리고 골반을 동그랗게 굴려준다. 이때 3초 동안 5회~10회 계속 골반을 굴려준다. 반대쪽도 똑같이 반복한다.

Point
골반과 척추의 정렬이 한쪽으로 틀어지지 않도록
1회 굴린 후 정렬을 맞춰서 다시 굴려준다.

허벅지 햄스트링 마사지

+ 임신과 출산으로 인해 틀어진 골반이 교정되고 하체비만 다리의 노폐물과 지방이 해소되면서 한결 개운해진다.

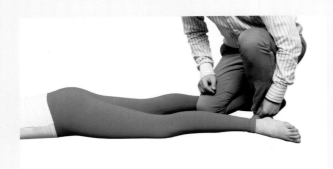

1 척추와 골반이 틀어지지 않도록 자세를 바로잡아 V자로 다리를 벌리고 양손을 깍지 끼어 이마에 갖다대어 엎드려 눕는다.

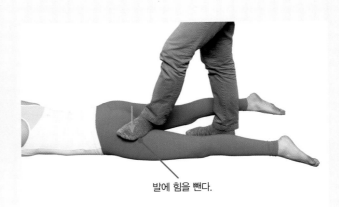

발에 힘을 뺀다.

2 아내의 양다리 사이에 남편이 선다. 한쪽 발로 좌측 엉덩이 라인이 끝나는 부위와 허벅지 라인이 시작되는 부위를 남편의 체중을 앞으로 실어 지그시 누른다. 이때 누르는 발바닥에 힘을 뺀다.

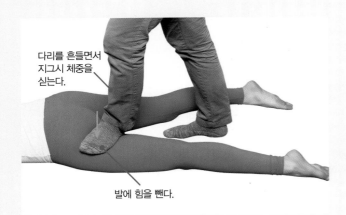

다리를 흔들면서 지그시 체중을 싣는다.

발에 힘을 뺀다.

3 발에 힘을 빼고 다리에 체중을 실어 천천히 앞뒤로 지그시 흔들면서 허벅지 뒤쪽을 3~5초간 지그시 밟아준다. 5~10회 반복한다. 반대쪽도 똑같이 반복한다.

다리 흔들기

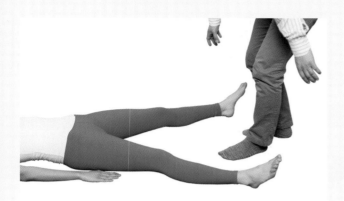

1 척추와 골반이 틀어지지 않도록 자세를 바로 하고 천장을 보고 눕는다. 양다리를 곧게 펴서 V자로 벌린다.

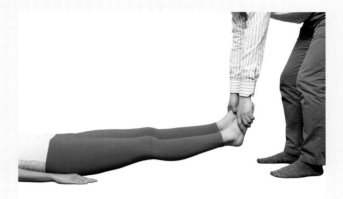

2 아내의 두 발을 양손으로 잡는다.

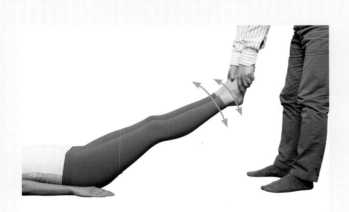

3 살짝 들어올려 손목의 스냅을 이용해서 다리를 좌우로 털어주듯 흔들어준다.

안쪽 허벅지 마사지

➕ 임신과 출산으로 인해 틀어진 골반, 하체비만 다리의 노폐물과 지방이 해소되면서 한결 개운해진다.

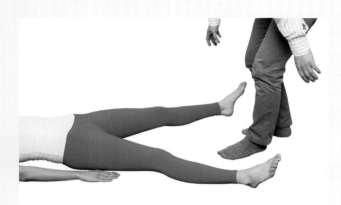

1 척추와 골반이 틀어지지 않도록 자세를 바로 하고 천장을 보고 눕는다. 양다리를 곧게 펴서 V자로 벌린다.

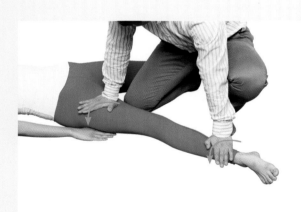

2 남편은 아내의 양 다리 사이에 앉아 한쪽 다리를 판판하게 편 후 한 손으로 발목을, 다른 한 손으로는 허벅지를 바깥 방향으로 굴리면서 지그시 누른다.

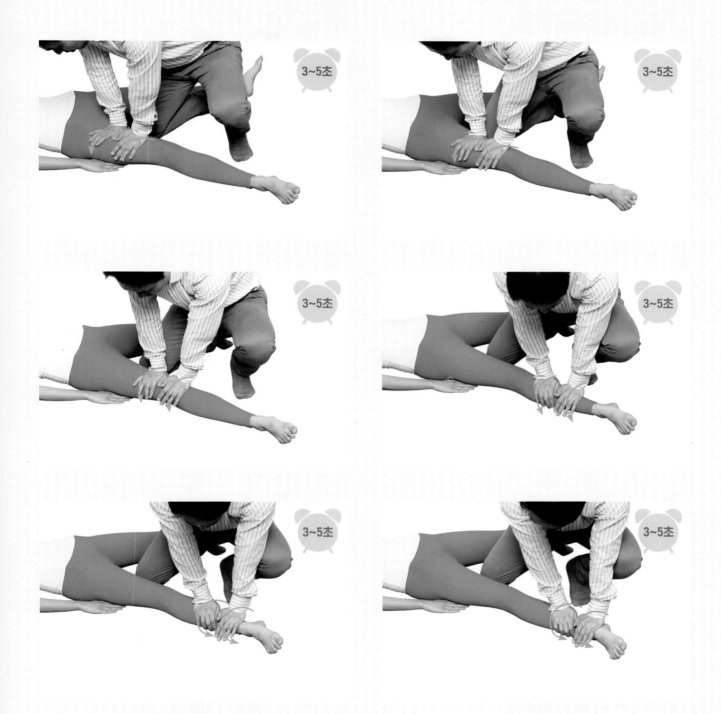

3 양손으로 허벅지 안쪽부터 다리 전체를 안쪽 방향으로 돌려주면서 꾹꾹 누른다. 양손으로
다리 전체를 바깥 방향으로 돌려주면서 3~5초 지그시 눌러준다. 이때 양손을 흔들면서
눌러주면 더욱 개운해진다. 5~10회 반복한다. 반대쪽도 똑같이 반복한다.

바깥쪽 허벅지 마사지

+ 임신과 출산으로 인해 틀어진 골반, 하체비만 다리의 노폐물과 지방이 풀리면서 한결 개운해진다.

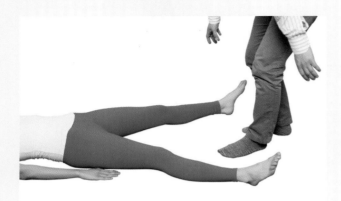 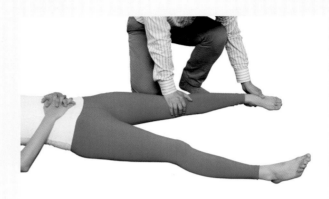

1 척추와 골반이 틀어지지 않도록 자세를 바로 하고 천장을 보고 눕는다. 양다리를 곧게 펴서 V자로 벌린다.

2 남편은 아내의 다리 바깥쪽에 무릎을 꿇고 앉아 한쪽 다리를 판판하게 편 후 한 손으로 발목을, 다른 한 손으로는 허벅지를 지그시 안쪽 방향으로 굴리면서 누른다.

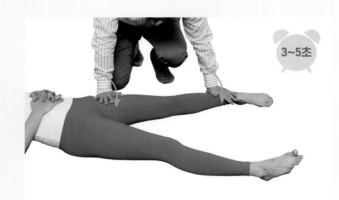 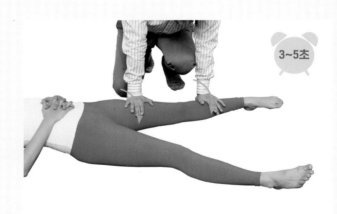

3~5초

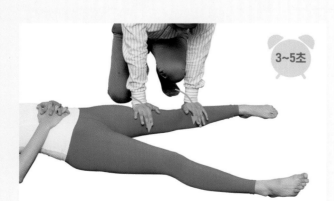 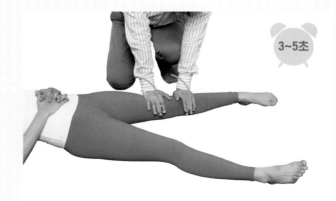

3~5초

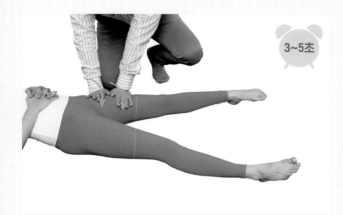

3~5초

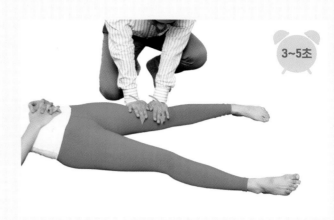

3~5초

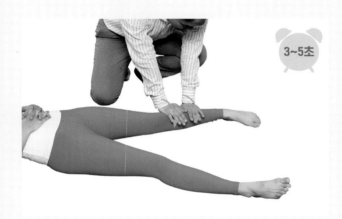

3~5초

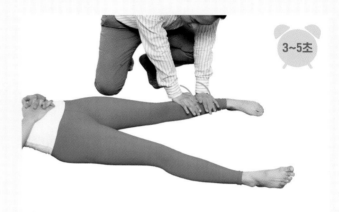

3~5초

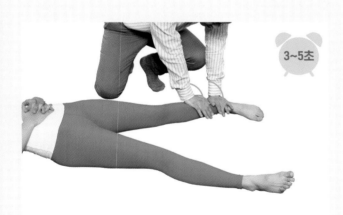

3~5초

3 양손으로 바깥 다리 전체를 3~5초간 안쪽 방향으로 꾹꾹 눌러준다. 5~10회 반복한다. 반대쪽도 똑같이 반복한다.

Point

발목을 눌렀던 손은 한 뼘 무릎 쪽으로, 허벅지를 눌렀던 손은 한 뼘 무릎 쪽으로 이동하면서 3~5초간 지그시 눌러준다. 그런 식으로 반복하면 무릎에서 양손이 만나게 된다.

굽은 등과 어깨 펴주기

+ 임신과 출산으로 인해 굽은 등과 어깨가 확 펴지면서 닫혔던 가슴 흉곽이 열려 개운하게 풀린다.
+ 뻑뻑하게 굳은 어깨, 허리, 목근육이 풀리면서 한결 개운해진다.

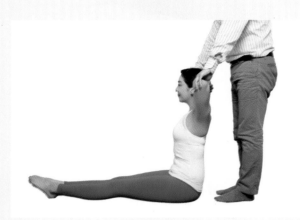

1 아내는 양다리를 곧게 펴서 척추와 골반이 틀어지지 않도록 바르게 앉아서 목 뒤로 양손을 깍지낀다. 남편은 아내의 등 뒤에 서서 양쪽 팔을 잡는다.

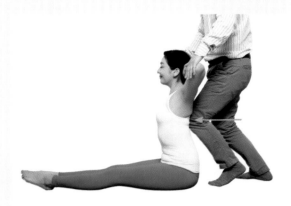

2 무릎을 아내의 등에 갖다 댄다. 무릎으로 아내의 등을 꾹 누르면서 상체를 뒤로 젖혀 준다.

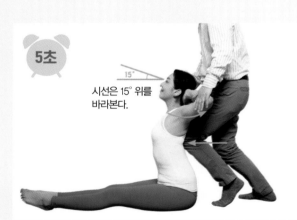

5초

15°

시선은 15° 위를 바라본다.

3 아내의 등이 최대한 곧게 펴지도록 양팔을 지그시 잡아당긴다. 아내의 목을 뒤로 젖히면서 무릎으로 아내의 등을 꾹꾹 눌러준다. 이때 아내의 양쪽 팔을 좌우로 가볍게 흔들면서 등을 곧게 펴주면 굳은 등과 어깨를 좀 더 시원하게 마사지할 수 있다. 5초간 자세를 유지한다. 5~10회 동작을 반복한다.

척추 리프트

+ 비뚤어진 척추와 굽은 등이 곧게 펴지면서 척추 전체가 개운하게 풀린다.
+ 뻑뻑했던 등, 허리 근육이 풀리면서 등 전체가 가벼워진다.

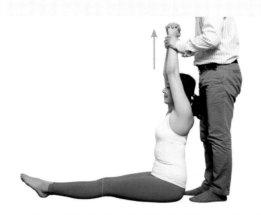

1 아내는 양다리를 곧게 펴서 척추와 골반이 틀어지지 않도록 바르게 앉는다. 남편은 아내의 등 뒤에 서서 양쪽 손목을 잡고 위로 들어올린다.

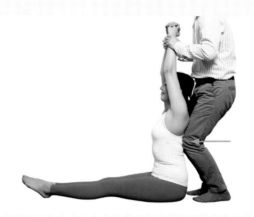

2 무릎을 약간 구부려 아내의 등을 지그시 눌러준다.

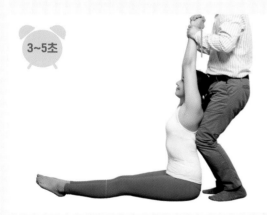

3~5초

3 아내의 양쪽 손목을 양손으로 잡고 팔이 곧게 펴지도록 남편의 가슴 쪽으로 당겨준다. 이때 아내의 양팔을 좌우로 가볍게 흔들면서 등을 곧게 펴주면 더욱 개운함을 느끼게 된다. 3~5초간 지그시 들고 있는다. 5~10회 반복한다.

Point
아내의 양쪽 손목을 가볍게 좌우로 흔들면서 아내의 척추를 지그시 최대한 들어올리는 느낌으로 쭉 펴준다. 이때 골반이 바닥에서 떨어지지 않게 주의한다. 손을 들어올릴 때 통증이 느껴지면 강도를 낮춘다.

산후 골반&체형 교정 다이어트

1판 1쇄 인쇄 2018년 11월 26일
1판 1쇄 발행 2018년 12월 10일

지은이 황상보
펴낸이 고병욱

기획편집실장 김성수 **책임편집** 양춘미 **기획편집** 이새봄 김소정
마케팅 이일권 송만석 현나래 김재욱 김은지 이애주 오정민
디자인 공희 진미나 백은주 **외서기획** 엄정빈
제작 김기창 **관리** 주동은 조재언 신현민 **총무** 문준기 노재경 송민진 우근영

펴낸곳 청림출판(주) **등록** 제1989-000026호
주소 본사 06048 서울시 강남구 도산대로 38길 11 청림출판(주) (논현동 63)
제2사옥 10881 경기도 파주시 회동길 173 청림아트스페이스 (문발동 518-6)
전화 02)546-4341 **팩스** 02)546-8053
홈페이지 www.chungrim.com **이메일** life@chungrim.com
블로그 blog.naver.com/chungrimlife **페이스북** www.facebook.com/chungrimlife
인스타그램 @chungrimlife

교정교열 김미경

ⓒ황상보, 2018

ISBN 979-11-88700-20-2 (13510)